从走路开始，改变人生，

Walking
for a Better
Life

坚持步行
的惊人效果

刘玉璋
博士◎著

当代世界出版社

图书在版编目（CIP）数据

改变人生，从走路开始 / 刘玉璋博士著 . —北京：当代世界出版社，2016.8
ISBN 978-7-5090-1100-3

Ⅰ . ①改…　Ⅱ . ①刘…　Ⅲ . ①步行 – 健身运动 – 基本知识　Ⅳ . ① R161.1

中国版本图书馆 CIP 数据核字（2016）第 085999 号

改变人生，从走路开始

作　　者：刘玉璋博士
出版发行：当代世界出版社
地　　址：北京市复兴路 4 号（100860）
网　　址：http://www.worldpress.com.cn
编务电话：（010）83908456
发行电话：（010）83908410（传真）
　　　　　（010）83908408
　　　　　（010）83908409
　　　　　（010）83908423（邮购）
经　　销：新华书店
印　　刷：北京普瑞德印刷厂
开　　本：710mm × 1000mm　1/16
印　　张：10.5
字　　数：150 千字
版　　次：2016 年 8 月第 1 版
印　　次：2016 年 8 月第 1 次
书　　号：ISBN 978-7-5090-1100-3
定　　价：32.00 元

一个偶然的机会，我接触到了健走，然后每天10000步，刚刚坚持了4个月，我的身体就发生了巨大的变化，体重下降了十几公斤，中度脂肪肝完全消失，血脂恢复到正常范围，睡眠问题明显改善。短期身体发生的巨大变化使我不得不重新认识健走。

　　我很荣幸并怀着愉悦的心情，为本书写下这篇简短的序言。此书介绍了作者将健走作为一种生活方式所得到的益处，真心希望大家在阅读完本书后能发现健走对自身的意义。

　　当前，越来越多的国家和政府都在采取措施以应对国民的不良生活方式和体重超标等社会问题，并勾勒着"全民健身"的蓝图。健走已被公认为适合大众的一种相对舒缓的健身方式。

　　它不仅可以改善身体健康状况，而且有益于心理健康，特别是长距离健走，能有效地缓解人们的精神压力。

　　国际徒步联盟正在跨国界地推动健走活动。目前，世界各国的26个健走机构作为国际徒步联盟的成员，正积极举办持续多日的徒步健走活动。此类活动具备完善的奖励机制，以嘉奖所有每日徒步20公里以上的健走参与者。

　　这是一个汇集快乐与民族文化的大熔炉，在这里汇聚了社会各界人士的徒步经验。参与其中，那将会非常美妙——能在自己的国家与外籍友人相聚，向大家展示本国独特而美丽的方方面面，并分享各自的生活方式。流连于异地风情，同样会非常迷人——与当地居民交流，欣赏周边的环境，深入村庄小镇等等。徒步健走可谓是学习尊重他人和相应文化、宗教及其生活方式的最佳途径。

　　正如一句谚语所说：当你行走的时候，就能看到风的色彩！

国际徒步联盟主席

罗纳德·汉德瑞克斯博士

认真读完《改变人生，从走路开始：坚持步行的惊人效果》之后，接受刘玉璋博士的邀请为本书写序。作为北京市徒步运动协会会长，我有义务为徒步运动的发展，为健走项目的推广不懈努力，借此"序"之机聊表见解、浅抒胸臆，望各方朋友多关注徒步运动，多支持健走项目，让这项普适性极强的大众体育运动能够得到长足的发展。

在与刘玉璋博士接触的过程中，我深深感受到健走对大众的影响。刘玉璋博士以其自身的健走实践和健康心得，结合其在创建万步网过程中推广健走的成功经验撰写成此书与大家分享，这样的成功经验对于健走运动的推广弥足珍贵。我的工作和"走路"息息相关，作为北京市徒步运动协会会长，看到健走运动在国内得到政府和公众的肯定我很欣慰。我非常愿意在这里和大家分享健走的体会、心得和乐趣。

身着户外装、脚踏登山鞋，与志同道合的亲朋好友一起户外徒步是一件极快乐的事情，走进大自然才能感受到大自然的慷慨，走进大自然才能找到内心的宁静，贴近大自然才能让我们在快节奏的忙碌中慢下来享受生活。

健走就是这样一种尊重健康、爱护家庭、珍惜生命的运动，它"平实"得不像是一种运动，比的只是"坚持"和"快乐"，它没有年龄、性别、体力、时间、场地、金钱等方方面面的限制，但对亚健康的改善，对常见疾病的缓解却有意想不到的效果。

正因为如此，健走以其贴近自然、绿色环保的运动诉求，积极、开朗、宽容、分享、乐于助人的生活态度，已被广大热爱生活、向往健康的有识之士所钟爱，成为一种新的运动时尚。

北京现已成为国际徒步联盟城市，今后将会有更多的国内外徒步爱好者到北京参与像"门头沟山地徒步大会"这样的徒步活动，大家以健走交朋友，以健走绿色出行。

让健走成为运动新时尚，让我们挽起自己最亲密的家人和朋友，走进大自然，在绿树林荫的掩映下眺望蓝天吧！

如果你想健康，走路吧！

如果你想快乐，走路吧！

北京市徒步运动协会会长

史绍洁

　　"书山有路勤为径"这句千百年来百姓口中的话，被一位而立之年的企业家引申到了健康中来，他认为做健康人"走为径"！人人都在走，而他的"走"却是一种智慧。不论谁读了他的书，定会被他的智慧所启迪。为什么他能在自己的行走中那么自由、洒脱地赚得健康？而自认为有较高健康修养水准的我们，却不能逃脱这种走与不走、练与不练的斗争，只是叹曰"健康好难"。

　　当我看到书中出现次数最多的一个字——"走"字时，仿佛被带入到每天都在走路，却从没有感到的一种走的境界，突然有一种可与人类疾患搏杀的感觉！又像是获得了具有一种可与医者平起平坐共享"无伤不病"之术！

可以说作者的字里行间融入了他锐利的性格、敏感多智的心态、还有可感染周围一切光芒四射的魅力情怀……

我看完此书后就像吃到大餐一样，突然产生一种感悟：作者简直就是"走侠"！一位帮我们与现代病拼杀的大侠！

我想每一位享受生活的人，不妨喝着茶，看看他的书，不过，拨点健康迷津的感觉一定会让你忘却茶香与食美……

我告诉我的朋友可称为行走大侠的他，就是我钦佩的本书作者刘玉璋刘总，我们朋友多年，他的文字语言如枪似刀，弹弹入心，刀刀入肉；他对业内的剖析如同一把锋利的宝剑，让你麻乱晕混的健康之心速见天日……

我想每一位希望健康长寿，想去追求高品位工作和生活，而又因生计感觉走到工作和生活尽头的人，你们一定没有想到自己所具备的众多知识的背后还缺少一本好书的支撑！

刘博士的书能是这样的书吗？读了之后，一定保你有遇大侠之感！我希望他的大作能成为每一个追求成功者的枕边书！

中国倡导大众科学健身第一人
北京市徒步运动协会常务副会长
赵之心

因为工作关系，在前几年到很多企业、学校和机关做了近百场讲座。在讲座之前，很多单位的工会主席都会公布一组数据，数据是这个单位员工当年的体检结果。用很多位工会主席的话说，我们单位身体上的"好人"已经不多了。在体检中，包括超重、三高、脂肪肝以及其他指标异常的人，一般会达到员工比例的50%。如果再算上睡眠质量不好的，精神状态不好的，比例会达到70%~80%。也就是说，单位70%~80%的人都处在亚健康状态。

为什么有这么高的比例呢？想一想我们每天的生活，很多朋友上下班开车，白天在办公室一坐就是一天，晚上要么继续加班，要么聚会应酬，偶尔回家也是在沙发上看一晚上电视或者整晚上网。我们运动的时间太少了。由于缺乏运动导致身体出现亚健康状态，这种状态又影响了我们的心情，也影响了我们对生活和事业的态度。

谈到运动，很多朋友都非常向往，也很愿意去做。但是，苦于工作和生活太忙没有时间；偶尔有时间运动一次，很难坚持下去，形成常年的习惯；一些朋友坚持下来，但是由于运动损伤被迫终止。没有时间、难以坚持、运动损伤已经成为阻止我们养成运动习惯的三座大山，成为我们健康的拦路虎。

我也曾经被亚健康折磨了很多年，体检数据一路红灯。在一个偶然的机会，我接触了健走，每天万步健走坚持了 4 个月，身体就发生了巨大的变化，体重下降了十几公斤，中度脂肪肝消失，血脂恢复到正常范围。短期身体发生的巨大变化使得我重新认识了健走。健走是介于散步和竞走之间的一种运动方式，主张通过大步向前，快速行走。它不受年龄、性别、体力、时间、场地等方面的限制，是最容易坚持、最有效和最安全的有氧运动之一。

坚持每天 10000 步，不仅仅帮助我走出了亚健康，在过去几年，万步健走俱乐部的几十万会员也成功地走出了亚健康。为了与更多的朋友们分享健走的快乐和收获，我积累了一年的素材，写出了这本书。这本书记录了我自己和身边很多人真实的故事，记录了我们是怎样通过走路走出亚健康的。我希望以平实的文字结合自身的健走感受以及在推广健走过程中的各方真实反馈撰写此书。本人专业是通信与电子系统，多年来一直从事 IT 方面的工作。因此，这本书不是一本专业性很强的书。如果书中有涉及运动和健康的专业知识，也是笔者几年来从很多专业人士和专业书籍中学到的。

每当我们生病的时候，都会强烈地体会到健康的可贵。健康没有灵丹妙药，它是用钱买不来的，很多亿万身家的富豪都早早地走了；健康也是权力换不来的，从古至今大部分帝王都是短命的。但是，有一件事情可以获得健康，那就是在一段很长的时间内，坚持一种健康的生活方式。万步健走俱乐部几十万会员的无数例子都证实了，只要我们坚持每天 10000 步，获得健康的身体就像水到渠成这样简单。

希望这本书能够帮助热爱生命、喜爱运动的朋友们认识健走，进而喜爱健走，能够收获健走带来的快乐与健康。其实健康距离我们并不远，健康就在我们每个人的脚下，希望各位朋友，各位读者，从今天开始，迈开双腿，走向健康。

刘玉璋

2016 年 1 月

Walking
for a Better
Life

第一章

你开始健走了吗?

求医不如求己，求己不如走起

我于 1996 年博士毕业后，在欧洲工作和生活了 6 年，在欧洲的生活是非常轻松的，每周都会到俱乐部打三次羽毛球和一次桥牌。

2002 年我决定回国创业发展，在一家创业型的公司担任管理工作。回国后的生活发生了彻底的改变，白天在办公室一坐就是一天，晚上要么吃饭、应酬，要么加班或出差。几年下来感觉身体越来越差，说不清哪里有毛病，就是不舒服，身体像机器一样，越转越慢，越转越吃力。回国的时候，体重不到 80 公斤，慢慢地一路攀升到了 88 公斤，脂肪肝从无到有、从轻度到中度，睡眠质量也越来越差，这应该就是传说中的亚健康。

为了走出亚健康，我尝试了很多种运动方式，比如，打羽毛球、游泳、登山、打高尔夫，或到健身房运动等等。但是工作太忙了，无法保证能够挤出完整的时间进行锻炼，所以都没能坚持下来，到 2009 年 10 月体检的时候，医生明确告诉我离重度脂肪肝已经是一步之遥了。此时此刻，我意识到，一定要想办法改变现状。没有时间运动怎么办呢，那就走路吧。

刚开始，没有什么方法，也没有什么工具，走两天停一天，时断时续，效果并不明显。2010年5月，得实集团董事长张可治先生送给我一个计步器。这个小东西只要随身携带，就能准确计量出每天的运动量。巧的是，我刚好在网上看到胡大一教授写的一篇文章：《宁可不睡觉，也要走完10000步》。

于是，我下定决心，计划每天至少走10000步。仅仅坚持了4个月，每天平均18000步，奇迹就发生了，我的体重整整下降了10多公斤，中度脂肪肝也完全消失了，体检指标全都恢复了正常，睡眠质量和精神状态明显改善。"暴走妈妈"的奇迹在我身上再度重现。一些许久未见面的朋友，再见到我时都无比羡慕地说我至少年轻了10岁。

相关链接

"暴走妈妈"用行走感动全中国

如果说2009年"感动中国"的十大人物中谁最令我感动，我一定会选择割肝救子的"暴走妈妈"陈玉蓉。为救治患有肝病的儿子，55岁的她通过暴走减肥的方式治疗自己的脂肪肝，一位平凡的母亲用"暴走"诠释了母爱的伟大。

陈玉蓉本是武汉市的一名普通下岗女工，她有一个儿子叫叶海斌。在海斌13岁那年，他突然变得说话结巴、连路都走不直了，到医院一检查才发现得了一种先天性疾病——肝豆状核病变。得了这种病的人，肝脏无法排泄体内产生的铜，铜长期淤积，就会影响中枢神经、体内脏器，最终导致患者死亡。

看着孩子就这样一天天长大，陈玉蓉心急如焚，不知如何是好。2005年的一天，叶海斌病情突然恶化，开始大口大口地吐血，被抢救过来后医生告诉陈玉蓉，叶海斌的肝严重硬化，需要做移植手术，否则会有生命危险。但是30多万元的异体移植费用，对全家人来说，无疑是一个天文数字。陈玉蓉选择了让儿子接受护肝保守治疗。

就这样，在母亲的精心照料下，叶海斌的病情得到很大改善。此后3年间，叶海斌还结了婚，有了女儿，找了份工作。也许是老天捉弄人，好景不长，叶海斌的病情再次发作。医院告诉陈玉蓉必须尽快为叶海斌做肝移植手术，否则性命难保。

此时全家人都争着为海滨捐肝，但陈玉蓉断然反对。因为她知道丈夫叶国祥是家里的经济支柱，如果他有个三长两短，这个家就要垮了，而儿媳妇也不能捐，她还年轻，未来的路还很长。最后，她决定把自己的肝献出来，以挽救儿子。

经过血型比对，陈玉蓉和儿子的血型是匹配的。但是在手术之前，医生告诉陈玉蓉这个手术还是不能做。因为陈玉蓉的肝穿结果显示，她患有重度脂肪肝，脂肪变肝细胞占50%~60%。这种情况，一般不适宜做肝移植。

陈玉蓉非常着急，就问医生有什么办法。医生说，要救孩子，可以先试试减肥，才有可能减去脂肪肝。由于医生叮嘱她不能乱吃药，也不能剧烈运动，最后她选择了走路。

每天早上，不到5点陈玉蓉就从家里出发，一走就是5公里；晚上，陈玉蓉一吃完晚饭就出门开始快步走，一走又是5公里。不管是烈日炎炎，还是风吹雨打，她都坚持不懈地去快走。在此期间，陈玉蓉还有意控制自己的饮食，每顿饭只吃半个拳头大的饭团，平时只吃水煮的青菜，没有油水。她心中的目标只有一个：救儿子！为儿子走出一个合格的肝！

就这样，历经了211天后，陈玉蓉暴走了2100多公里，相当于从北京走到广州的路程。医生发现此时陈玉蓉的体重从68公斤降到了60公斤，重度脂肪肝也完全消失了。医生连称"简直是个奇迹"，真是一场生命的马拉松。

在2009年年底，陈玉蓉成功地割肝救子。她的事迹感动了全中国，并当选为当年的"感动中国"十大人物之一。

从这个故事中，一方面我们看到了陈玉蓉这种伟大的母爱精神，另一方面也看到了走路这种健身方式对于我们身体状况的改善程度。

很多人可能会问什么是暴走？暴走，我们可以理解为强度很大的疾走、疾行，其实也是极限运动的一种，挑战着人们的心理素质和身体素质。

"暴走"最初源于美国，很快风靡欧美，流行于韩国、日本及中国香港等国家和地区。如今，越来越多的人开始投入到暴走当中。暴走现象的出现，也可以说是人性回归自然的一种外显，体现了人们对钢筋水泥都市的反叛以及对大自然的向往和不懈追求。

更重要的是，暴走可以使我们的身体变得"年轻"。它能让人体的生物细胞呈现出"年轻化"的趋势，创造一种忍耐力，对于身体器官有着积极的维护作用，让我们看上去更年轻。暴走还可以帮助我们减肥瘦身，就像"暴走妈妈"陈玉蓉那样，通过暴走可以减肥，可以减掉脂肪肝。有数据显示，一个体重为 50 公斤的女性朋友每天坚持一个小时的暴走，能够消耗掉 300 到 550 卡路里热能。

一个说走就走的简单运动

为什么那么多的运动方式我都没能坚持下来，坚持走路却取得了如此惊人的效果呢？首先，走路本身就是一项非常好的运动，快步走，也就是健走，是当今世界上最好的三大有氧运动之一。其次，走路很简单，不需要装备，对时间和地点没有限制，没有要求。因为简单，所以容易坚持，很多碎片时间都可以用来走路。比如，我经常出差，很多次的健走就是在机场完成的。

因为亲身感受到了走路的惊人效果，我买了很多计步器，送给周围的同事和朋友。几个月过后，我发现他们的效果却并不明显。知易行难，把一件好事情坚持下来也是很不容易的。那么，怎样让更多的人坚持下来呢？

我从事的行业是 IT 服务，于是，我组织公司内部成立了一个团队，开发了一个网站，选择了一款可以上网传数据的计步器。从那天开始，凡是接受我所赠送的计步器的朋友，都要承诺用 100 天走完 100 万步，并定期上传数据以接受我的监督。只是这一点点的变化，效果跟之前相比就截然不同。几个月后，很多愿意接受我监督的朋友，身体状态有了明显的好转。一传十，十传百，就这么口口相传，越来越多的朋友加入到了我们团队创建的万步健走俱乐部，越来越多的单位开始组织部门之间进行健走比赛。

生命在于运动，这道理大家都明白，但是如何做到呢？万步健走俱乐部已经有了几十万的会员，这些会员绝大多数也是从不爱走路，到后来逐渐养成了每天走 10000 步的习惯，从中我找到了一些规律。

坚持每天 10000 步，这个习惯在早期需要监督。如果自己无法监督自己，就在朋友或者同事之间先进行一段时间的走路比赛，关注彼此每天的数据，只要能坚持 30 天，就能体会到身体明显的改变。尝到甜头后，继而慢慢养成习惯。中期要注意方式，走路的姿势要正确，避免运动损伤，80% 以上的人走路姿势都有问题，如果常年坚持步行，一定要关注走路的科学性。后期需要融入一个团队，找到组织，相互分享，多参加一些徒步活动，享受走路的乐趣。

从 2010 年 5 月至今，5 年多的时间，我一直坚持每天 10000 步，体重始终维持在 72~74 公斤，感冒少多了，面对繁重的工作依然能保持充沛的精力。以前去超市买东西，几步路也要开车，现在都可以偶尔步行 11 公里上班。由于工作关系，近几年走出国门，参加了欧洲很多国家的徒步活动，体会到欧洲浓郁的徒步文化，也有幸参加了北京申办国际徒步城市的有关工作，认识了来自各个国家众多的徒步活动组织者。

因为走路，身体好了；因为走路，精力充沛了；因为走路，认识了越来越多的朋友，走出了不一样的人生。

每次生病躺在病床上的时候，我们都深切体会到健康的可贵。健康对于我们每一个人来说都是绝对重要的，没有健康就没有一切。如果把我们的人生用一串数字来表示的话，健康当然是"1"，后面可以有很多的"0",每一个"0"代表着一种内涵,比如事业、财富、地位、家庭、个人修为等等。可是如果这个"1"不存在了,后面的"0"即使再多又有什么意义呢? 可以说,健康是人生的基石。

体育锻炼是获得健康的最佳手段之一,生命在于运动,运动即是良药。但我们生病吃药时,也不是一口气把几天的药一次性都吃下,药只有按时按量吃,才会有效果。体育锻炼也是一样的。专家建议每周至少要锻炼 3 次,最好每天都运动。如果我们每天都能坚持运动的话,身体状态一定是非常好的。

有一年的教师节,我去看望我的导师——两院院士陈俊亮教授。陈教授那时已经快 80 岁了,依然是满面红光,健步如飞。陈教授微笑着跟我分享了他的健身秘诀——每天坚持游泳 40 分钟。大家注意了,是 365 天每天坚持游泳 40 分钟。最难的是什么时候呢? 陈院士说不是冬天,冬天室内游泳池的水是加温的,最难的时候是每年深秋。到了 11 月中下旬,北京的天气已经很冷了,但游泳池的水还没有加温。在这种情况下,一位 80 岁的老人,穿着游泳衣,跳到冰冷的游泳池里游泳是需要很大的勇气和毅力的。所以,我非常佩服陈院士。陈院士是我学业的导师,也是我健康的引路人,正是在陈院士的启发下,我开始了自己每天万步健走的历程。

话说回来,陈教授已经退休,时间上相对充裕一些。家就在北京邮电大学校内,距离学校的游泳馆不远。这些条件加在一起,使陈教授更方便于每天坚持游泳。可是,对于我们这些工作非常繁忙、在职场中打拼的人来说,就不一定有这样的条件和时间。大部分体育锻炼都需要 2~3 个小时的大把时间。现代社会生活节奏很快,尤其是处在转型期的中国，每个人每天都有很多事情要做。明知体育锻炼很重要，但由于运动很累，时间又紧，所以是一拖再拖，直到身体亮起了红灯。那么，有没有一种运动可以在轻松惬意的状态下进行，不占用大把时间，并且健身效果又出奇的好呢？

当然，那就是健走——一种随时随地都可以进行的简单运动。

并不是所有的行走活动都叫健走

走路人人都会，非常简单，可健走又不简单，因为并不是所有迈开步子的行走活动都属于健走。从广义上讲，只有那种为了获得和保持健康的科学的行走锻炼活动，才可称为健走。

也就是说，健走是一项以促进身心健康为目的，讲究姿势、速度和时间的步行运动，行走速度和运动量介于散步和竞走之间，其突出特点是：

- 方法易于掌握，不易受到运动伤害。
- 不受年龄、时间和场地的限制，不同年龄段的人群可根据自己的时间随时随地进行锻炼。
- 运动装备简单，只需一双舒适合脚的运动鞋。
- 在良好自然环境中结伴健走，不仅锻炼了身体，还能欣赏自然美景，促进人际交流，陶冶情操。

从健康的层面来讲，我们可以将健走分为两种：一种是以舒心和愉悦情绪为主要目的的慢速健走,主要是指速度在每分钟 90 步以内的散步;另一种是以健身和强体为主要目的的中速健走和快速健走,主要指徒步、健走(狭义概念)、疾走和竞走等。

本书所说的健走是狭义上的健走,是以健身为主要目的的行走,不同于我们生活中所熟悉的行走活动。健走的速度和运动量介于散步和竞走之间,是有所设计和遵循一定规则而进行的运动。比如,要达到什么样的靶心率(指通过有氧运动提高心血管循环系统的机能时有效而安全的运动心率。靶心率范围在最大心率的 65% 与 85% 之间,是判断有氧运动的重要依据)。什么样的运动强度,什么样的运动频率,什么样的运动量等。通过多方面科学系统的控制,使之产生良好的、有效的健身效应,从而产生持续性的质的改善。

因此,想要让健走达到良好的健身效果,必须科学健走,具体内容会在第三章给大家详细介绍。

健走风潮正在席卷全球

现如今,已经有越来越多的人投入到了健走这项健身运动中。健走起源于欧洲,目前已在很多国家普及开来。它不仅仅是一项运动,更代表一种生活态度,因此逐渐成为一种新的时尚健身潮流,成为现代人最受欢迎的健身方式并风靡全球。

美国前卫生与健康部部长沙利文曾称赞健走"是一种很好的锻炼方式,它不费力气,不需要特殊器械,也不局限于时间、地点,非常自在"。目前,美国约有 5000 万人参加健走运动,平均每 4 个美国人中就有一人参与，比跑步健身的人多出两倍。最近几年，我常到美国出差，时常能看到很多人在街头巷尾快步走，男女老少都有。男士们乘坐公交车上班时，往往会提前一站下车，然后走到公司；女士们则干脆步行到公司后，再把包里的高跟鞋取出来换上。节假日里，大家穿着休闲服，背着轻便的旅行包，呼朋唤友，奔向原野，走向山村……显然，健走已经成为美国最为时尚的运动方式之一。

不仅仅是美国，健走运动在全世界亦掀起了一股前所未有的浪潮。现如今，已经有越来越多的人参与到了这项健身运动中。在健走运动发源地——北欧的芬兰，约有 20% 的民众每周至少要健走一次。

德国登山协会的调查数据显示，早在 2007 年就有约 3700 万德国人定期参加徒步健身运动，健走人数已接近该国总人口的 1/2（德国 2007 年人口总数为 8220 万人）。

在日本东京，经常能看见一群手执滑雪杖的人在毫无目的地疾速奔走。他们姿态夸张，健步如飞，在灿烂的阳光下挥舞着滑雪手杖。这就是风靡日本的北欧式健走，也就是利用滑雪手杖协助行走的运动。这种运动方式看似奇怪，其锻炼效果却出人意料。它不仅可以锻炼人的上下肢、肩、背、腰等部位，在短时间内达到有氧运动的效果，还能减轻膝盖、关节和其他身体部位的负荷。

在韩国，上至总统下至普通民众，都会在空余时间尤其是周末带上家人、约上朋友到郊区公园健走和露营。因此，可以毫不夸张地说，健走已成为现代人最有影响力、最受欢迎的健身方式。

当然，还有更多的国家亦参与到了健走运动的普及和推广当中，它已不仅仅是一种运动方式，更代表了一种行事方式，一种自我修炼。

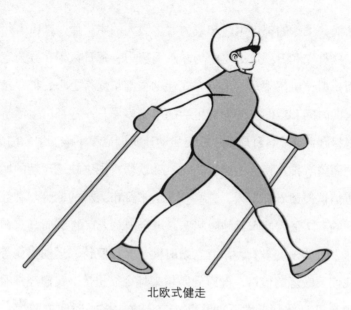

北欧式健走

正因为如此，健走才会在全球范围内逐渐成为一股强大的健身潮流。

你可能要问了，日常生活中的运动项目如此之多，为什么偏偏是健走有这么惊人的效果呢？为什么它会迅速成为现代人的主流运动方式呢？

为什么健走会受到如此广泛的喜爱

千百年来人们一直在寻找健康体魄、延缓衰老、延长寿命的方法，从秦始皇蓬莱寻药到彭祖传说，从古代西亚苏美尔神话、西方凯尔特神话、北欧神话到爱尔兰民间传说，从埃及法老木乃伊的灵魂回归到现代医学的人体冷冻，无处不是对生命永恒的渴望。

　　然而，忙碌的都市生活却成为大多数人的主旋律，都市人每日穿梭于高楼林立和万家灯火之中为梦想而努力，每日久坐在办公室里为事业而拼搏，出门乘车的出行方式让这个都市变得更小，忙碌挤占了都市人的时间和空间。伴随着生活的丰富多彩，一些都市生活特有的定律也接踵而来，各种应酬、社交活动让我们应接不暇。绵软的甜品、生猛的海鲜、推杯换盏的酒桌文化、暴饮暴食加之缺乏运动的城市综合征也悄悄侵蚀着都市人，三高几乎成了都市人群的标签。有数据显示我国约有 7 亿人处于亚健康状态，占全国总人口的 52%。

　　从个人的角度来看，没有空余时间、难以坚持、运动损伤等原因成为我们不锻炼的借口，健康问题越来越令人担忧。我们经常看到有人诉说自己身体状况大不如从前，有人立志多长时间内减掉多少体重，有人抱怨医院看病多难多贵，有人郁闷腰、肩、腿、颈不断出毛病，还有人常常缅怀突然逝去的朋友……

　　从企业的角度来看，健康作为员工一种具有人身依附性的非可再生资源，不管是对员工个人还是对企业来说，都是非常宝贵的财富。人力资源和工会部门通过组织员工运动会、各类运动俱乐部、办理员工健身卡、年度体检、健康沙龙、员工帮助计划和改善工作环境等一系列方式方法，希望创建一个关爱员工健康的企事业文化，但仍然发现员工的亚健康状态在不断升级，特别是在经济发达地区尤为突出。超重肥胖、血脂异常、慢性咽炎及脂肪肝等亚健康状况大量出现，由此带来冠心病、高血压、糖尿病、心脑血管等多种疾病的威胁。

　　如你我所知，这些慢性疾病与我们不良的饮食习惯、久坐少动的不健康生活方式密切相关。但要改变这些长期养成的不良生活习惯真的是难上加难啊！

来自企业的呼声：

* 我们给员工联系了最好的健身房，办理了全年的健身卡，但发现很多员工只是去健身房洗个澡就走了……
* 我们不怕麻烦，就怕组织活动时员工不积极参与。员工不运动就会导致身体亚健康，可是强制员工运动又费力不讨好！
* 我们员工想运动，但工作太累，下班晚，还要照顾家庭和孩子，没有时间去健身房，不是因为没有动力，就算有动力也很难开始，就算开始了也很难坚持下去……

如果有这么一种健身方式：不需要留出特定的时间；不需要去某个特定的地点；不受年龄和性别的限制；无论你的家人、同事和好友在地球的任何一个角落，都可以随时随地和他们一起运动，一起 PK，一起关注健康，一起积分抽奖，一起微博微信分享……

此时，你还犹豫什么，赶紧加入到健走的潮流中吧！

相比其他运动，健走更安全

总有人问我，跑步好还是走路好？我个人认为走路要比跑步好。

为什么这样说呢？跑步虽然也有一定的健身效果，但跑步会受到身体素质的限制。一般来说，对于很少运动或 30 岁以上的人，贸然跑步，膝关节、肌腱等很容易受伤；对于心脏、肾脏、肝脏等器官或新陈代谢系统有问题者，还会造成大量血流与氧气的耗费。美国医学博士史塔曼曾对一组中年妇女进行研究，结果发现，6 个月的跑步锻炼居然导致 40% 的人脊椎、膝盖和踝关节受损，真是得不偿失。而走路可以根据自己身体的实际情况来调整运动量的大小。

此外，有一些球类运动或户外运动也不适合作为长期运动方式，这些运动对我们的膝盖、脚踝等关节造成的损伤更大。至于那些剧烈或强度更大的运动，对绝大多数人都不适合，尤其是老年朋友和女性朋友，应该选择相对比较温和的运动。

有人可能会问了，那散步是不是比健走更温和呢？散步相比健走肯定更温和，但是健身效果却微乎其微。美国卫生局曾建议民众的适度运动量为每周 3 次，每次 30 分钟以上。一项针对 7600 个密歇根州成年人的电话访问调查发现，20% 的受访者以散步作为闲暇时的唯一运动，其中仅有 6% 的人真正达到了规定的健康标准量。所以，德国体育运动学专家克劳思·柏斯说，健走比慢跑安全，比散步有效，使人能获得并保持健康。

可见，没有什么比健走更有效、更安全的运动方式了。

相比其他运动，健走更简单、更容易坚持

走路是我们生活中再常见不过的事情了，人人都会，从我们学会走路的那天起，每天都在重复这件事。走路不受时间的限制，早晨、中午、晚上都可以，每个人都可以根据自己的时间来安排每天运动的时段，想什么时候走就什么时候走。也不受地点的限制，在家里小区可以走，在工作单位可以走，出差亦可以走。

另外，走路对身体状态没有很高的要求。但是，跑步对身体状态

有要求，当我们疲劳或不舒服时，跑步是不合适的。相比之下，走路对身体状态的要求会低很多。

因为简单，所以可以长久坚持。从我个人的经历来看，健走是最简单、最容易坚持的运动。对于工作繁忙的人士，如果有一种运动方式能每天坚持的话，我认为最好的选择就是健走了。

健走运动还具有多层次的健身功能，适合多年龄层次的人参与。60多岁的胡大一教授用他的亲身经历得出结论，走路是最可操作、最容易实现的有氧运动。10000万步走慢点儿用100分钟，走快点儿用一个多小时就能完成。而且随时随地都能锻炼，不需要特意抽出时间去专门的健身场所。有机会就持续走，没机会就零碎走。不建议剧烈运动，不建议特意安排时间去运动。

很多人总以工作忙、没时间锻炼为借口。而胡大一教授每天除了吃饭、睡觉之外，可以说是要么在病房，要么在赶往病房的路上，更是没时间进行锻炼。所以，胡教授选择了人人都会的锻炼方式——随时随地走路。胡教授的健走名言是"宁可不睡觉，也要走完一万步"。

这件事还得追溯到2000年以前，当时，胡大一教授每天要做十几台心脏介入治疗、射频消融等手术。很多学医的朋友告诉我，医生在做大手术之前需尽量少吃东西、少喝水，因为去完洗手间需要重新消毒，这样既麻烦又延长了救治病人的时间。就这样，胡教授一整天的手术下来非常劳累，饭量也非常大，而且没法按时。胡教授是河南人，用他自己的话说，每天下班后就去吃羊肉烩面，一吃就是两大份，同事们看着都觉得吓人。

由于长期工作、生活不规律，到了2000年，胡教授的身体状况已经非常令人担忧了。他当时体重 92 公斤，身高大约 178 厘米，腰围 110 厘米，BMI 指数达到了 28.7，已经接近了肥胖的边缘。可他自认为身体很好，根本没在意。

家人和同事都催促他尽早做体检。拿到体检报告的那一刻，胡教授吓了一跳，体检结果显示：空腹血糖处于临界值，餐后血糖超标；甘油三脂超标；B 超提示脂肪肝。胡教授这才真切地意识到原来自己有这么多的健康隐患。

和我最初的想法一样，胡教授也希望通过运动摆脱亚健康。可是由于工作太忙，他尝试了很多运动方式，包括登山、游泳、爬楼梯，但是都没能坚持下来。无奈之下胡教授开始吃各种减肥药，结果导致剧烈腹泻。那段时间，他瘦得非常厉害，全身无力，可是一停药体重就立刻反弹。

从那时开始，胡教授买了一个计步器，尝试每分钟走 100 步，每天走 10000 步，如果每天走不够，他宁可不睡觉。用胡教授自己的话说："宁可不睡觉，也要走完 10000 步。"在过去的 12 年里，也就是 4000 多天，胡教授只有 4 天没有走到 10000 步。并且这 4 天，都是已经走到了 9000 多步，因为疏忽差了一点点。

2013 年 8 月，当我再次见到胡教授时，他的体重已经保持在 72~75 公斤的黄金范围内，腰围从 111 厘米到了 86 厘米，之前所有的裤子都太肥了；血脂和血糖也回归了正常，脂肪肝也不明显了。现在他虽然工作依旧紧张繁重，但一点都感觉不到疲劳。

用胡教授的话说，他坚持每天步行 10000 步的习惯已经坚持 12 年了，6 年相当于一次长征，他已经走了两次长征。是的，每天步行

10000 步，按照他的身高计算，距离超过 6 公里，加上快步走的因素，应该是 6.5 公里左右，那么，6.5 公里 ×365 天 ×12 年 =28470 公里。扣除极个别的情况，大概也超过 50000 里了，12 年的路程相当于两次长征。

在胡教授看来，走路人人都会，所以是最简单最容易坚持的运动方式之一。

胡大一教授的"万步歌"

目标要锁死，决不可随意，轻易改目标，健康抛弃你。

万步是多少，大约六公里，是否要万步，各人有差异。

六七八九千，一般都可以，少于两千步，基本没意义。

跑和走都行，快走最适宜。万步可分段，别求一口气。

万步不好记，腰别计步器，时间可换算，分钟近百米。

工间十分钟，可走一千米，把整化为零，万步就容易。

轿车很时尚，不要太亲密，长路可驱车，短途它歇息。

车站到车站，走路好时机，电梯太污浊，最好爬楼梯。

每天困难多，借口要远离，为了身体好，恒心摆第一。

如果做不到，想想胡大一，繁忙又年高，万步永不弃。

相比其他运动，健走更环保

早在 20 世纪 90 年代，我国的环境污染问题就已变得非常严重。在各种环境污染中，大气污染显然是一个非常严重的问题。近几年随着人们生活水平的提高，各种私家车的增多，机动车尾气已成为城市大气污染的一个重要来源。

在大城市中生活，我们不仅要当心那些在公路上疯狂飙车的马路杀手，还要时刻小心超微颗粒给我们身体带来的危害。这里所说的超微颗粒是指那些主要由交通工具释放出的直径小于 100 纳米的微粒。由于这些颗粒体积很小而曲面面积却相对较大，因此很容易被我们大量吸入，从而在很大程度上给我们的身体健康带来危害。

2006 年 4 月，《大气环境》月刊刊登了英国伦敦帝国学院和巴克斯顿健康安全实验室科学家的研究报告，指出在所有外出行进的方式中，健走所造成的污染最小，是最健康、最环保的出行选择。

研究人员对采样人群用了 5 种不同的交通方式：步行，骑自行车，驾驶私家车，乘坐出租车以及乘坐公共交通车出行。结果显示，乘坐出租车、公交车、驾驶私家车、骑自行车以及步行时，人体所处环境中的超微颗粒数量依次递减，分别为每立方厘米 10.8 万个、9.5 万个、4 万个、8000 个以及 5000 个。研究结果显示，步行是最环保的交通方式。

简单的健走，不仅影响一个人的精神面貌，还对公共环境作出了些微的贡献，这不得不说是一件难得的好事。

所以说，多多步行，不仅仅是减轻停车难、行车难的问题了。我们更期待的是这种低碳的生活方式，能让造成温室效应的元凶——大量排放的汽车尾气，能慢慢减少；让雾霾的天气离我们远去；让全球变暖、冰川融化等不再威胁我们的家园……

健走带来的诸多好处

作为"万步健走"的倡导者和实践者,我深深地体会到健走的好处是多重的。健走带给我们的是身体的舒适、心灵的沟通和力量的凝聚。很多朋友通过健走找到了适合自己的运动方式,养成了良好的生活习惯并带动了周边很多人加入到健走的行列中;这些人中也有很多是一家两口、三口甚至一大家都健走的,他们通过健走活动平台,利用在一起健走的时间进行沟通与交流,促进了家庭的和谐;开展健走活动的众多团队也纷纷表示,健走改善了员工的健康,加强了内部的交流沟通,促进了企业凝聚力的提升。

用一句话形容健走的好处,那就是:个人走则康,家庭走则美,团队走则强。

个人走则康

我在前面说过,几年前我也曾深受亚健康的困扰,体重超标,中度脂肪肝,睡眠质量也非常不好。我尝试过打羽毛球,到健身房蹬动感单车,但每次运动都需要两三个小时的时间,坚持了一段时间后就再也坚持不下去了。之后又是很长时间没有再运动,明知身体状况在下降,但没有办法。2009 年 10 月份体检时,医生警告我脂肪肝已经是中度了,于是我又重新开始运动。在尝试了很多运动方式都无效之后,我最终选择了简单的健走运动。没想到,坚持完"1 万公里"后,我的身体状态发生了巨大的变化,体重整整下降了 10 多公斤,脂肪肝完全消失，睡眠质量也得到了明显的改善。这都是万万没想到的，简单的走路竟然让我走出了亚健康。

我再举一个例子，大家都知道著名的电影表演艺术家秦怡吧，这也是我最喜欢的一位老艺术家。耄耋之年的秦老已是满头银发，但脸庞依然红润，身姿依然灵活。近年来，秦老频频出现在为地震灾区义演、为失学儿童募捐等公益事业的舞台上。虽然已是年近九十的老人，但青春的热情依然洋溢在这位老艺术家的身上。

不了解内情的人以为秦老身体一直很好，其实早在 44 年前秦老就曾动过一次大手术。那是 1966 年的春节，秦老被查出患上了肠癌，很快就接受了手术治疗。术后，一位医生告之，秦老剩下的时间不多了。当时，邓颖超同志闻讯后，专门给秦怡写来一封信，信上说："既来之，则安之。要在战略上藐视疾病，在战术上重视疾病。"这给秦老以巨大的鼓舞，坚定了她战胜疾病的信心。手术后没多久，她就动身赴干校参加劳动，一去就是两年。两年时间里，她的病情不仅没复发，而且还奇迹般地痊愈了。

谈到自己现阶段的健身之道，秦老微笑着说："我平时靠散步与快走来锻炼身体，每天平均走上 5000 步到 10000 步。外出办事时，只要距离不是很远，我一定要步行前往。西方医学之父希波克拉底说过："步行是人类最好的补药。步行增强了我的体质，我感谢步行。"

前不久，我看到一篇文章，题目叫《坚持步行的惊人效果》，作者对健走的强身健体作用作了以下归纳：

• 步行能增强心脏功能，使心跳慢而有力。

● 步行能增强血管弹性，减少血管破裂的可能性。

● 步行能增强肌肉力量，强健腿足、筋骨，增强关节灵活性，促进人体血液循环和新陈代谢。

● 步行可以增强消化腺的分泌功能，促进胃肠有规律的蠕动，增加食欲，对于防治高血压、糖尿病、肥胖症、习惯性便秘等症都有良好的作用。

● 在户外新鲜空气中步行，大脑思维活动变得清晰、灵活，可有效消除脑力疲劳，提高学习和工作效率。据有关专家测试，每周步行3次，每次一小时，连续坚持4个月者与不喜欢运动者相比，前者反应敏锐，视觉与记忆力均占优势。

● 步行是一种静中有动、动中有静的健身方式，可以缓解神经肌肉紧张。据专家测定，当烦躁、焦虑的情绪涌向心头时，以轻快的步伐散步15分钟左右，即可缓解紧张，稳定情绪。

● 定时坚持步行，会消除心脏缺血性症状或降低血压。使人体消除疲劳，精神愉快，缓解心慌心悸。

● 步行可减少甘油三脂和胆固醇在动脉壁上的聚积，也能减少血糖转化成甘油三脂的概率。

● 步行能减少人体腹部脂肪的积聚，保持人体的形体美。

● 步行能减少血凝块的形成，减少心肌梗塞的可能性。

● 步行能减少激素的产生，减少过多的肾上腺素的产生。过多的肾上腺素会引起动脉血管疾病。

● 步行可以保护环境，消除废气污染，对强健身体，提高身体免疫力，减少疾病，延年益寿等有积极的推动作用。

家庭走则美

由于工作繁忙，很多现代人根本没时间进行人际关系上的沟通和维护，人与人之间的关系逐渐变得淡漠。宴请、喝茶、唱歌成为目前家人、朋友圈的主要交际方式，而高尔夫、旅游等方式又有不小的局限性，那有没有一种新的沟通交流方式能促进家人、朋友圈沟通交流与和谐呢？健走就可以。

健走不仅是一种运动，更是一种很好的沟通交流方式，试想一下，在晚霞中、在林荫下、在岸堤上，与相爱的人、与相近的人携手健走，一路上鸟语花香，一路上风轻云淡，该是多么的惬意。健走时若是与家人、朋友结伴而行，不仅增加健走的动力，让健走不再单调，也能很好地提升家人、孩子、朋友间的关系。

比如说，我们和家人每次吵架之后，往往都会忘记吵架的原因。为什么呢？沟通的时间太少了。就算是偶尔两个人在一起，也是看一晚上的电视，难得说几句话。那么，有什么样的场合使我们能够在一起沟通呢？走路给我们提供了这样一个好机会。吃完晚饭和家人一起走走路，手自然挽在一起。这种肢体的接触也有利于情感的交流。散步一个小时，大量的信息可以得到交流，大量的感情可以得到沟通。万步健走俱乐部很多会员的经历证明，如果你和你的家人一起健走，家庭会越走越和谐，越走越美满。

家人一起走路，对孩子的帮助也很大。平时多和孩子一起手牵手健走，有利于孩子的健康成长。20 世纪初，"皮肤饥渴症"的概念被引入，就是说人类需要每天进行皮肤间的接触才可以更好地发育。如果我们的皮肤处于饥渴状态，心灵也会陷入孤独的困境。这种情况表现在孩子身上尤为明显。

二次世界大战后，战争给各国留下了很多的孤儿。这些孤儿多数被送进了修道院，修道院对这些孩子的饮食起居照顾得很好，但婴儿的死亡率却高达80%。后来，院长规定所有修女每天两次轮流抱这些孩子，每次抱20分钟，用手摸摸他们，和他们说说话。结果这些婴儿的死亡率从80%一下子降到20%。如果我们能每天和孩子一起手牵手走走路，就可以很好地地弥补孩子的"皮肤饥渴症"。

我有一个朋友姚先生，平时工作很忙，用他的话说，唯一跟孩子沟通的时间就是询问孩子的学习成绩，结果不沟通还好，越沟通越糟。

姚先生的女儿刚上初中，体型有一些胖，老师提醒过她需要减肥，女孩因此有一点小自卑。这个年龄的孩子正处于青春期，还有些叛逆。有一段时间她回到家就躲在自己的房间里，姚先生非常想了解孩子的情况，但是找不到有效的途径。

姚先生是个非常喜欢锻炼的人，每天坚持万步走，后来就鼓动女儿也跟他一起走，每天走半个小时。刚开始走的时候，父亲和女儿一边走一边背一些英语单词，讨论一些数学问题。到第三次走的时候，女儿就把心里的烦恼对他说了："为什么很多孩子妒忌我啊？为什么他们都笑我胖啊？我的人缘是不是很差啊？"

当姚先生听到女儿问这些问题的时候，他用四个字形容当时的心情，那就是"如获至宝"。他非常希望能够帮到孩子，但是一直走不到孩子的内心世界，一直没有着力点。当他了解清楚孩子的困惑后，以一个成年人的智慧去解决一个孩子的问题，应该是比较轻松的。

于是，姚先生帮女儿出主意：怎样站在别人的立场上想问题，怎样帮助老师和班集体做一些有益的事情……后来，姚先生和女儿每天的万步健走已经成了他们默契的约定。几个月后，在一次健走活动中我遇到了这对父女，发现孩子已经变得很苗条了，同时当了班里的中队长，在班里的影响力越来越大。

孩子都会经历青春期，青春期的特点是外表叛逆、内心孤独。做父母的都希望能走入孩子的内心世界，用我们丰富的社会阅历帮助孩子顺利走过青春期。和孩子一起健走，也给我们提供了这样的机会。

我再举一个健走和教育孩子有关的例子。万步网会员里有一位年仅7岁的小男孩，名字叫Jack。一次我和他父母还有这个小男孩一起去旅行。一路上我们都在谈每天一万步，谈计步器的好处。就在我们讨论的时候，Jack插嘴说："爸爸，如果您也给我配一个计步器，我就坚持每天走10000步。"当天晚上，他爸爸就给他配了一个计步器。从那时开始，Jack真的每天都坚持一万步。

当时，网上有一个指标，叫作连续万步天数排名。这个指标记录了连续每天一万步的总天数。如果每天一万步坚持了100天，在第101天没有完成，这个指标就会清零。Jack的连续万步天数已经达到500多天了，一度在网站上排名第四。Jack的爸爸告诉我，每天放学回到家，不管其他的小朋友怎么玩，Jack都要坚持把一万步走完。

我对Jack的爸爸说，你的孩子将来一定会有出息，做什么事情都能成功。我们是过来人，都知道决定一个人将来成就的，不是他在学校的学习成绩，那是什么呢？是执着和坚持的能力。我们做父母的给孩子最好的财富不是钱，是一个好的性格。好的性格，从每天一万步开始。

团队走则强

随着健走日渐深入人心，很多企事业都组织员工集体健走，按部门展开健走比赛。我惊奇地发现，当一个团队开始整体健走后，只要两个月，团队的面貌就会发生很大的变化。很多单位都不约而同地发生了很多和健走相关的有趣事情。

在健走比赛的过程中，单位同事见面的问候方式变了，"今天走了多少步？"成了最常见的问候语。会议开始前，会议休息时，电梯里，健走也成为一个交谈次数最多的话题。很多人都说，因为走路，跨部门沟通更顺畅了。为什么呢？一个国企单位的梅处长这么说，以前和其他部门有事需要沟通时，要么打个电话，要么派人把文件送过去。健走比赛开始后，为了给自己增加走路的机会，往往会走到对方的部门去沟通。面对面的沟通效果好了许多，亲自走过去也显示了自己的诚意。跨部门沟通当然更和谐了。

当整个部门开始健走时，相当于给整个团队注入了一种积极向上的正能量。身体状态改善后，会以更加积极的态度对待自己的工作和同事；个人的改善还会带来整体环境的和谐和整体业绩的提升。一位单位的领导是这样总结的："健走让我们团队走出了很多'三好学生'，身体好、心态好、业绩好。因为走路，首先身体好了，然后心态好了，进而业绩好了。"

Walking
for a Better
Life

第二章

怎样才能坚持走下去

早期需要监督，慢慢养成习惯

我们已经决定开始尝试健走了，每天走多少合适呢？

2007 年，卫生部疾病预防控制局、全国爱卫会和中国疾病预防控制中心共同发起全民健康生活方式行动，以"和谐我生活，健康中国人"为主题，推广"每日一万步，吃动两平衡，健康一辈子"，即健康 121 工程。

"每日一万步，吃动两平衡，健康一辈子"，即以合理膳食和适量运动为切入点，以正常人每日行走 10000 步为目标，在日常生活中保持吃与动的动态平衡，倡导和传播健康生活方式理念，推广技术措施和支持工具，开展各种全民参与活动。

"每天一万步"就是要求我们每天要行走一万步，每天一万步是对健康最有效的保证。只要我们每天认认真真地走上半个小时到一个小时，就有助于预防许多危险的疾病，包括心脏病、中风、高血压、骨关节炎、肥胖、精神抑郁、某些类型的糖尿病以及结肠癌等。每天一万步，不仅能改善身体的健康状况，还能帮人提神醒脑，保证精力充沛，神采奕奕。

那有人要问了：为什么不是走千步，而非要走一万步？原来一切都是能量惹的祸，正常人平均每天摄入 2800 千卡的能量，可是只会消耗掉 1600 千卡左右，剩下的怎么办？只能通过运动来消耗掉这些能量，每日一万步，大约能消耗掉 1200 千卡的能量，收支平衡，自然就不会增加体重了。

自从我坚持每天一万步，改善健康状态后，为了推广"每天一万步"，我到很多大学、政府、企业做了很多场演讲。从 2011 年开始，至今累计已经超过 100 场了。在演讲过程中，听众了解到每天坚持一万步的好处后都跃跃欲试，但是他们也有很多疑惑和问题。我想通过讨论这些问题，尽可能地帮助不爱走路的你走起来。

每天 10000 步的 4 个阶段

前面谈了很多走路的好处，介绍了很多的健走达人。在很多讲座后，大多数朋友都表示，要是能成为健走达人多好啊，既不需要花钱，身体还能保持健康。可是，就是懒，不爱运动；就是忙，没有时间。有什么好的方法吗？

通过大量的统计数据发现，一个人从不爱走路到喜欢走路并且享受走路带来的乐趣，大致需要 4 个阶段。

第一阶段：强迫地走

走路虽然是非常简单的运动，但是它比较枯燥，所以我们在生活中会看到真正愿意从事这种枯燥活动的人并不多。因此，开始的时候，需要有一种外力强迫我们走下去，走过最难的 30 天，以后就会越来越爱走了。

很多朋友是在希望改善自己的健康状态时下决心走路的，例如体检后指标不合格，体重超重，睡眠质量不好，经常感冒等等。自我总结了一下，鼓励我走下去的力量是来自我对肝癌的恐惧（2009 年 10 月体检时我被检查出患有中度脂肪肝）。在这种情况下，走路的强迫力量来自内部，尤其是看到周围的人通过健走使身体发生巨大改变时，强迫的力量会比较强。

我曾在网上看到这样一个真实的故事，是关于网友"橙子"与"馒头"的爱情，在这里与大家一起分享：

橙子和馒头是一对年轻的小夫妻，他们有一个可爱的儿子。就是这样一个美好的三口之家，正准备开始好好享受生活时，妻子橙子却被诊断出患有白血病前期，但是丈夫馒头并没有因此放弃，他把高烧不断的橙子送进了医院。此后，馒头开始了他的"长走"之路。

为了治好橙子的病，馒头每天不是在医院里忙上忙下，就是行走在去各个医院的路上，找医院、找专家。尽管很忙碌、很劳累，但馒头依旧不放弃。经过一年的抗病历程，橙子病情好转出院了。为了鼓励妻子和其他的病友，馒头特意写了一首歌，为此橙子感动不已，也感动了无数的网友。

值得一提的是，在橙子生病期间，由于馒头天天跑前跑后，结果跑到最后不仅橙子出院了，他的脂肪肝也痊愈了。

馒头当初并没有想过走路会治好自己的脂肪肝，他一心只希望通过自己的努力治好妻子的病。如果自己不努力，他就会失去心爱的妻子。正是这种来自内心的力量强迫他每天不停地奔波、不停地走路，结果在不知不觉中走掉了脂肪肝。

另外一种强迫的力量来自外部。比如说，当我们所在的单位开展万步健走活动，而所在的部门参与部门比赛，那自己走不好就会影响部门成绩，这时单位领导会动员你坚持走下去。还有一种情况是来自家庭的压力，很多人是被家人强迫着走起来的。

当我们被单位、被家庭强迫着走起来时，可不要有怨气。坚持3个月后，你就会非常感谢单位领导和家人。因为养成了"每日一万步"健康的生活方式，就有可能给我们带来一生的健康。

第二阶段：自觉地走

刚开始我们强迫着自己每天走一万步，不管是来自内部的强迫，还是来自外部的强迫，每日万步健走如果能够坚持30~60天，习惯成自然，就会慢慢进入到"自觉地走"的阶段。

由于每天坚持走路，并且保证一定的步数，运动量上去后，健身的效果就会逐渐体现出来，尤其对于处在亚健康状态的朋友，效果更加明显。有人发现睡眠质量明显变好；有人发现"衣带渐宽"，腰带需要一点一点向里紧了；免疫力不好的朋友，发现自己免疫力明显提高，不太容易感冒了，即便感冒了，好转的时间也变短了。

由于体会到了走路的好处，走路就变成了一种习惯，一天不走心里会觉得难受，并且会越走越多，达到每天走两万步，甚至三四万步。

这时已经完全到了自觉走的境界了。

生活中很多名人也把每天走路当成一种习惯。邓小平同志就有早起散步的习惯，每天清晨他要做的第一件事就是散步。他绕着院子里的两棵槐树转来转去，每次一定要走几十圈，每圈有一定的步数。英国女王伊丽莎白二世保持健康长寿最重要的一项秘诀也是长期坚持快步走。

对于这些名人来说，走是他们的一种自觉行为，已经成为他们生活中的一种习惯。这些名人也正是由于长期坚持步行，才获得了更多的健康，有了健康的保障才能为国家、为人民、为社会作出更多的贡献。

第三阶段：科学地走

当我们每天走两三万步持续一段时间后，有些朋友会出现膝盖轻微疼痛的现象。当初我出现这种现象时，是在每天走两万步持续了一个月后才发现的。我当时的感觉是右膝盖隐隐作痛，为此我专门请教了一位运动专家。

运动专家仔细看了我的走路姿势，告诉我走路姿势不正确。我说我已经走很长时间了，都没有出问题，怎么姿势就不正确了？这时专家把我带到行人多的路边，我们两人就站在路边看过往的行人，专家和我逐个点评每个人的走路姿势。结果发现，10个人中有8个人的走路姿势有问题。

因此，当我们经历了"自觉地走"这个阶段后就要进入"科学地走"这个阶段。以前我们说"生命在于运动"，现在我要给这句话加上两个字，那就是"生命在于科学运动"。运动科学了才会对身体有好处，不科学的运动反而会对身体造成伤害。走路也是这样。

虽然每个人很早就学会了走路，"走龄"很长，但大部分人的走路姿势或多或少都有一些问题。为什么早期没有发现问题呢？这是因为我们平时走得不多，即使走路姿势有问题，睡一觉后体力就恢复过来了。但是当我们每天走很多路，一个不正确的姿势，每天被重复一万次、两万次时，时间长了，必然对身体有伤害。在这种情况下，我们当然需要对走路姿势进行调整和矫正。

"科学地走"还包括每天健走的次数、步数，这需要根据每个人的情况包括年龄和膝关节是否损伤等来决定。

只要是运动都会对膝关节有一定程度的磨损，尽管走路是所有运动中对膝关节影响最轻微的运动之一，也不能无限制地走。膝关节在磨损的同时，也在不断生长。年轻人生长得很快，上年纪的人生长就会慢一些，因此年龄也是一个重要因素。

我自己已经进入了不惑之年，在调整走路姿势后，我每天健走的量在一万五千步到两万步之间。偶尔几天走多了没事，时间长了就不行了。那么我们每天到底走多少合适呢？这个是要因人而异的，总的说来，要以身体舒适、没有异常感觉为宜。

第四阶段：快乐地走

当我们做一件事感觉越来越快乐时，就会把这件事当成一种乐趣了。走路也是这样。当我们能快乐地走时，走路显然已经成了我们生活中的一种乐趣，成为一种很好的生活习惯。

日本有一位写实报道作家，名叫柳原和子，她得了卵巢癌，后来她经过一年的抗癌药剂治疗，选择以糙米菜食及健走作为辅助疗法，取得了明显的效果。

柳原和子每天从清晨5点开始行走。她穿过日本京都市立动物园，在金戒光明寺合手静祷后，再绕进真如堂、吉田山的灌木林、绿荫遮掩的哲学之道，最后回到住家附近的南禅寺。整个路程大约需要一个半小时。她有时还会搭电车去京都北边的鞍马山，健走蜿蜒的登山小道。走完整个全程后，她会在鞍马露天温泉泡一泡，放松放松身心。这样的生活，不仅让她战胜了疾病，也让她体会到了健走的乐趣。

如果哪位朋友走到这个境界，绝对是一件值得祝贺的事。他已经找到了一种简单、经济和有效的方法，从此远离亚健康，远离高昂的医药费，过上一种健康快乐的生活。

每天 10000 步的 7 个典型问题

1. 走完一万步需要多少时间?

一万步有多长呢? 走完一万步需要多长时间? 按照成年男性的步伐来算，一步的长度是我们的身高乘以 0.37，大约 60~80 厘米，那我们的一万步大概有 6~8 公里。

走完一万步大概要多长时间呢? 按照我们走路的速度来看，可以分成 3 种:

- 第一种是慢步走，大约每分钟小于90步，也是每小时大约在3公里。像我们平时的溜达和散步，其实就属于慢步走。

- 第二种是中速走，每分钟大概90~120步，时速大约在4公里。平时在户外的运动就属于这种中速走。

- 第三种是快速走，也就是我们说的健走，每分钟在120步以上，也就是每秒两步，每小时大约在5公里。

如果按照每分钟平均走100步来算的话，每天走完一万步需要100分钟左右，大约是一个半小时多一点。很多朋友都会说，工作这么忙，每天需要处理的事情这么多，怎么会有一个半小时来走路呢？别着急，让我们看一看时间是怎么挤出来的。

2. 怎样走效果最好？

很多朋友都有这样的烦恼：饭量不大，运动量也不小，可是体重怎么就减不下来呢？尤其是那些嫌自己胖的女性朋友，或多或少都曾被这个问题困扰过。

要回答这个问题，先要知道我们的身体在什么时候开始燃烧脂肪。有一次，我和胡大一教授聊起了这件事情。胡教授告诉我，因为健走运动的强度是人体运动最大强度的40%~75%，所以它属于有氧运动，而有氧运动的供能是靠糖酵解、燃烧脂肪和动用蛋白质等来实现的，前20分钟主要是靠糖酵解供能，20分钟后才开始燃烧多余的脂肪。也就是说，要消耗体内脂肪，达到减脂的目的，运动的时间必须持续30分钟以上。

如果我们明白了这个道理，就知道跑百米会燃烧脂肪吗？当然不会了，因为跑百米是一种无氧运动，无氧运动不分解脂肪。踢足球会分解脂肪吗？会的。但踢足球是一种剧烈运动，在踢足球时，很难持续奔跑 20 分钟以上。而健走则不一样，它是有氧运动，且不激烈，很容易持续走 20 分钟或 30 分钟，甚至 60 分钟以上。它又比跑步安全，很适合肥胖者、懒人以及中老年人。

怎样走减肥效果最好呢？我建议大家选择一个固定的时间，每天最少半小时，最好是一个小时，这样健走的减肥效果最好。

最关键的一点是，需要长期坚持才有效果，要想在一周或一个月之内消耗完我们体内多余的脂肪是不现实的。如果经过一段时间的锻炼后体重变化仍不明显，那就必须树立信心，长期坚持下去。我在最初的 4 个月，每天日均一万八千步，这种运动幅度对减肥非常明显。当体重到了一个比较理想的状态后，坚持每天一万步，就能有效保持体重和非常好的精神状态了。

3. 什么时间走效果最好？

什么时间走效果比较好呢？如果按照自然规律，上午 9 点到 10 点效果最好。为什么？因为这段时间植物已经完成了光合作用，大气中氧气含量会更多一些。下午 3 点到 4 点效果也很好，因为身体的各个部分都已经舒展开了。

当然，太早了不好。因为环境污染比较严重，如果太早了，空气中二氧化碳指数比较高，而且前一天悬浮在空中的尘埃也并未完全消失，这时候运动，效果便不会太理想。

此外，运动医学证明，早晨刚起来时，我们身体各脏器的运转仍处于较低水平，这时候锻炼，对于心血管功能比较脆弱的人来说是危险的。为什么很多心脑血管病人多在深夜和凌晨发作，就是这个原因。所以国外专家把清晨叫作"魔鬼时间"，是有一定道理的。

无论是早上9点到10点，还是下午3点到4点，这些时间对于那些还在上班的人来说是非常宝贵的，这两个时间段大家都在单位里，而且是工作最忙的时候，根本没有时间。

因此，综合以上因素分析，我认为晚上走效果最好。第一，晚饭之后运动对糖分和脂肪的分解效率是最高的；第二，是我自己的体会，只要我们运动，饭量就会不自觉地增加。很多常年坚持运动的朋友，只要运动一停，体重马上反弹。为什么？在坚持运动的时候，饭量和运动量已经达成了平衡，一旦运动停下来，饭量不减少，体重反弹是很正常的。晚饭之后再运动则不存在这个问题。

我个人一般是在晚饭之后休息40~60分钟再开始走路，每次走一小时。大家注意，如果你真的走到一个小时，身体会发生一些奇妙的变化。快走一个小时，我们的身体会发热，即使在北方最寒冷的冬天，也会微微有些发汗。快走一个小时后，肚子走空了，肚子空荡荡的，略略有点饥饿感。曾有一位朋友这样说："这种走路一小时产生的饥饿感，是这个世界上最美妙的感觉。"带着这种饥饿感去睡觉，会睡得很香。当然，也有朋友会说"不行啊，我睡不着，因为我太饿了"。这就涉及下一个问题：每天一万步，需要控制饮食吗？

4. 需要控制饮食吗?

很多朋友常常问我:"每天一万步时,饮食上要控制吗?"我个人的体会是不需要控制饮食,平时怎么吃还怎么吃。在我体重下降最快的 4 个月里,我没有刻意控制饮食。当然,这也不意味着敞开了吃。胡大一教授以他的亲身经历告诉我们最好的做法是"日行万步路,饭吃八分饱"。

有一次,我和卫生部健康教育指导首席专家孙树侠教授一起去做讲座。孙老在讲座时开了一个玩笑,她说:"一个人一辈子吃的食物总量是恒定的,大约在 50~60 吨,早吃完早结束。"虽然是一句玩笑话,但也包含了饮食过量伤害身体的道理。

科学家们用猴子做实验,一共养了 200 只猴子。前 100 只猴子想吃多少就喂多少,每天都吃得饱饱的;后 100 只猴子控制饮食,每天只喂七八成饱。10 年过去了,前 100 只每天吃得很饱的猴子死了 50 只,剩下的大都患有冠心病、脂肪肝;后 100 只猴子还有 88 只活着,并且苗条、健康,精神好得多,很少生病。

洪昭光教授也讲过一句话,叫"每餐必饥,每食必喜",就是说每次吃饭前一定是饿了,然后怀着喜悦的心情去吃饭。为什么吃饭前会饿了呢?因为我们上一顿饭只吃了八分饱。

很多朋友有这样的疑问,吃饭时怎样判断自己已经吃到了八分饱,从而适时地停下来呢?以前我也不清楚,后来北医三院一位营养学教授告诉了我一个很简单的方法,就是在你吃得差不多的时候,站起来。站起来如果感觉刚好饱,就是八分饱;如果坐着感觉饱了,那就是十分饱甚至吃多了。

　　每天一万步，除了吃饭八分饱外，还要注意营养成分的合理，荤素要搭配，蛋白质、脂肪、碳水化合物要得当。健走之前，一定要吃主食，包括米饭、面食等，因为主食里面含有丰富的碳水化合物，可以为我们提供充足的能量。

　　碳水化合物是运动的原动力，因此运动结束后我们也要补充一些富含碳水化合物的食品，除了米、面等主食以外，饼干、麦片或低脂酸奶也都是不错的选择。

5. 空气不好怎么走？

　　这个问题是问得次数最多。近些年来，一些大城市污染较为严重，一年里很少有几天空气是清新的，在外面待着都不安全，更何况走路呢？

　　对于这个问题，很多专家都回答过。回答最好的专家是赵之心老师。在北京市3510步行专家研讨会上，赵之心老师是这么说的：第一，要尽量选择空气好的地方去走路。能在公园走，就不要在小区走；能在小区走，就不要在路边走；如果只能在路边走的话，尽量选择车流量少的地方。第二，在我们生命中，有一些事情是"西瓜"，有一些事情是"芝麻"，不要因为捡芝麻而丢了西瓜，走比不走要好。即使在路边走，空气也是流动的，这种空气质量，在一般情况下，也超过了在一个密闭环境里几十个人长时间剧烈运动的空气质量。

　　当然，如果是重度污染的雾霾天气，我们不建议在室外健走。人在运动的时候，新陈代谢会加快，呼吸频率也会加快，在雾霾天气里运动对身体肯定不好。如果是雾霾天气，我们建议在室内走，有条件的会员可以在家里的跑步机上完成一万步。

我们在进行户外健走时，最好选择那些空气清新度达标的地方。空气清新度又是由什么决定的呢？它是由空气中负氧离子的浓度决定的。空气中的负氧离子能够去除尘埃，消灭病菌，起到净化空气的作用。世界卫生组织规定，负氧离子的浓度每立方厘米达到1000~1500个才算清新空气。

一般来说，空气中负氧离子的浓度晴天比阴天高，夏天比冬天高，上午比下午要高，海滨、高山、森林及绿化带周围比城区高出5~10倍。因此说，公园、海边、森林等处的空气都是比较清新的，这些地方最适合健走。

在这个话题上，我想再展开一些。我们强烈呼吁更多的人来健走，这样会使更多的人对环境的保护有一个重新的认识，从我做起，增强环保意识、节能减排，少开车，多走路，多坐公交地铁，慢慢改善我们的环境状况，让我们的城市更美、天空更蓝。

6. 每天一万步难吗？

有的朋友说："每天一万步大约需要一个半小时，可是我每天挤不出这么多的时间，所以每天一万步对我来说挺难的。"每天一万步真有这么难吗？

我的回答是"也难也不难"。为什么说不难呢？如果我们每天佩戴计步器，就会发现，即使每天没有刻意运动，一天下来也会有3000~4000步。因为我们毕竟要从家到公司，从公司到家，还要去吃饭，去洗手间。

去除没有刻意运动的 3000~4000 步，只剩下 6000 多步了，因为还有一种说法是每天 6000 步，指的是每天要运动 6000 步。剩下的这六七千步大约需要一个小时完成。一个小时可以分开走，早上 20 分钟，中午 20 分钟，晚上 20 分钟，一万步就完成了。抱怨自己没有时间的朋友不妨想一想，你不一定每天有完整的一小时用来健走，但是你没有三个"20 分钟"或者四个"15 分钟"吗？

我在很多场合都这样讲，每天一万步根本不是时间问题，也不是能力问题，完全是态度问题，是一个把自己的健康放在什么高度的问题。

胡大一教授每天要面对非常多的手术，他忙不忙？可他这 13 年来却坚持每天走万步。在 13 年的 4700 多天里，只有 4 天没有走到一万步。因此说，"忙"只是不想运动的借口。如果你真想运动，完全可以在繁忙的工作中"挤"出时间来运动的。

健走，不受地点、器械的限制，是最容易做到也是最有效的运动方式。让我们一起来看看胡大一教授"每天万步走"计划是怎样实现的。

胡教授平时能走路时绝不坐车，能爬楼梯绝不坐电梯。胡教授开会时，一般也会早到一会儿，然后围着会议室或者楼内的走廊来回走上几百步，甚至上千步。还有，胡教授坐飞机或火车到外地，大多会提前到达机场或火车站，这个时间里他会来回走动。

胡教授外出带的背包也很沉，有些可以拿出来也可以不拿出来的东西，他都会放在包里，背着它走路，因为这样做可以更多地消耗体内的热量。坐飞机时，能拿着的行李尽量拿着登机，这又多了一个消耗热量的机会。

7. 连续每天一万步能行吗？

在特定的某一天走完一万步是很容易的。但是，在 365 天里每天坚持一万步是不容易的。万步网中有一个"连续万步天数"的排名。一旦有一天没有完成一万步，"连续万步天数"就会被清零，重新开始。笔者连续每天一万步已经超过 700 天了，目前排在 30 多名的位置。世界上很多事情就是这样，把一件简单的事情能够重复做、反复做、坚持做，这是最难的。

怎样启动和坚持每天 10000 步

每次遇到一位新朋友，我都会向他推荐"每天一万步"。过了一段时间，再次见面时，都会重新提起来。很多朋友坚持得非常好，无论身体状态还是精神面貌变化非常大。也有一些朋友没有走起来，或者走了几天就放弃了。记得有一句话，"不幸的婚姻有着各自的不幸，幸福的婚姻都是相同的"，把这句话稍微改变一下，也非常适合健走——能够走起来并坚持下来的人都是相同的，每个没有坚持下来的人都有着各自非常好的理由。

很多事情是"知易行难"。知道好的事情，要想做好，确实千难万难的。从 2010 年 5 月至今，我坚持每天健走已经 5 年多。在这 5 年多的时间里，仅因为发烧中断过两天，连续万步天数超过 900 天。

每天一万步如何坚持下来，我有些经验可以和大家分享一下。

佩戴计步器，量化运动量，及时提醒

每天一万步，怎样才能坚持下来，首先，一定要佩戴计步器。

随着现代技术的不断进步，计步器已经发展到以 3D 传感器为核心了。在计步器内部有一个芯片，这个芯片可以从上下、左右、前后 3 个方向上感受到震动，这些震动由计算机分析，可以判断出是否在走路以及走了多少步。这样的计步器我们携带很方便，可以放在口袋中，也可以做成腕表的形式。目前大部分智能手机中也装有类似的传感器，如果有合适的软件，电池也足够，手机也可以起到计步的功能。

佩戴计步器之后，我们会发现，每天的运动量，不是太多了，而是太少了。一般来说，职位往往和运动量成反比，职场中职位最高的人，往往运动量最少。一天的会议下来，计步器只有可怜的一两千步。

使用计步器最大的好处，是可以把我们一天的运动量量化。工作多年，我们发现，即使再难的任务，一旦被量化，完成任务的可能性就大大提高了。佩戴计步器并形成习惯的人，每天会不时地拿出计步器看一看，如果不够的话，会有意识地增加运动量。计步器起到了及时提醒的作用。

有一位德高望重的老部长分享了自己带计步器的体会："带不带计步器心理会发生微妙的变化，恰恰是这一点微妙的变化，促使我完成一万步。"

到底是什么微妙的心理变化呢？这位老部长把自己的经历晒出来

与大家分享。他说自己已经退休了，所住的小区附近有一个菜市场。老伴儿做饭前经常让他去买些东西，买点菜、买点米。这在以前，老部长是非常抵制的，总会找出各种理由不去。自从佩戴计步器以后，他开始主动要求去，并且希望一天多去几次，这样就有了更多的走路机会。

对于现代人来说，去健身房又贵又不方便，倒不如带个电子计步器：可显示步数、运动时消耗的热量、调节灵敏度的计步器。有了电子计步器，可以每天定量记录运动多少，挤出时间适当健走以弥补一天运动量的不足。

最初的 30 天至关重要

坚持每天一万步，等于建立了一个新的生活习惯和生活方式。这种难度系数可以和另一件事情相提并论，那就是戒烟。听很多年长的朋友给我讲过戒烟的故事，无论是几经反复最后戒烟成功的，还是正在下决心准备再次戒烟的，都说明改变固有的生活习惯，建立一个新的生活习惯是多么的困难，并且是越到后来越困难。如果前面已经失败几次了，那么就很容易原谅自己的下一次失败。对于刚刚开始准备每天一万步的朋友，第一次做就成功了，是最容易的。怎样第一次做就能成功呢？启动后的前 30 天至关重要。

很多朋友都拉过弹簧，在没有超过弹簧的弹性限度内把弹簧拉长，放手后弹簧会缩回去，回到以前的状态。如果用力过大，超过了弹簧的弹性限度，即使放手，弹簧也缩不回去了。

我们的生活习惯就像弹簧一样，如果轻轻改变一下，当我们注意力转移后，很容易回到以前的状态。要想建立每天一万步的生活习惯，在启动后的 30 天里，我们要有足够的"拉力"，把"弹簧"拉到弹性限度之外，要让这种新的生活方式成为一种习惯。

在每天万步健走启动后的 30 天，佩戴好计步器后，我有两个重要的建议。

一是 30 天里每天都要走够一万步，一步也不能差，一天也不能间隔。很多会员大量的事实证明，坚持 7 天，睡眠质量就可以明显改善；连续坚持 30 天，初期的效果就会出来。肥胖的朋友，腰带可以向里紧一个眼了，因为腰围在不知不觉间已经变细了。瘦弱的朋友一般免疫力会差一些，会发现不像以前那样容易生病了。感受到有效是我们坚持下去的最大动力。

第二点重要的建议，是在初期的 30 天里每天至少要走到一万五千步。道理我还说不上来，但大多数能够坚持下来的朋友，初期走得都比较多。我自己感觉，每天一万步可以让人保持一个很好的身体和精神状态，但是要把一个人从以前的状态中彻底拉出来，需要更大的强度。我从 2010 年 5 月份开始坚持万步健走，初期的 4 个月每天平均一万八千步。在这 4 个月，我的腰围从 100 厘米下降到 90 厘米，体重从 88 公斤下降到 76 公斤，脂肪肝从中度到消失。我想，正是这种强度，才把我从以前的生活习惯中拉出来，找到了走路的感觉和乐趣。

如果您对每天一万步已经跃跃欲试的话，请一定把握好最初的 30 天。好的开始是成功的一半。

化整为零，充分利用碎片时间

想要坚持每天走一万步，就要学会化整为零，充分利用碎片时间。我们每天的整段时间不多，可碎片时间不少。我们可以每天早起30分钟，走完3000步；午饭后散步半小时，又能走3000步；工作累了休息5分钟，在办公室可以走500步，也可以在公司的走廊里走上10分钟；下班回家，晚饭后不要窝在沙发上看电视，可以陪着老婆孩子出去转一转，每次走15~20分钟，大概三四千步。一天一万步，很容易就完成了。

平时的很多碎片时间加在一起是非常可观的。无论是在生活小区、乡间小路，还是在城市马路、商场、运动场健步走，只要我们有意识地迈开双腿，充分利用碎片时间，控制速度，保持一定的强度，那么结果都是一样的，都可以增强我们的身体机能，提高免疫力，从而提高我们的生活质量。

我的一位同事每天是这样利用碎片时间来完成万步走的

活动内容	活动时间	活动步数
每天早上去遛狗	10分钟	1000步
给家人打个电话，其间来回地踱步	15分钟	1000步
午休时找个离办公楼远点的便利店去购物	20分钟	2000步
看晚间新闻的时候，进行原地踏步走	15分钟	1000步
没事的时候打扫一下房间	30分钟	2000步
晚饭后跟老公一起散步	20分钟	3000步

坐着等不如走着等

我们每天有很多等待的时间，例如等着开会，等交通工具，等领导，等客户。大部分时间我们都会找个地方坐着等，等的时间长了当然就会越来越烦。我建议，与其坐着等，不如走着等。举两个我自己的例子，每次健走讲座，为了防止堵车迟到，我都会早到半个小时到一个小时。到了以后，只要主办方没有安排，我都会用等待的时间来走路。另外，我经常出差，在机场过了安检，一般会有一个小时的时间。这一个小时，我从来不坐着，我会拎着行李在机场走一个小时。我发现，现在在机场走的人越来越多了。在登机前走一小时，至少有两个好处。第一，一小时可以走完六七千步，每天一万步的任务就完成大半了；第二，走完一小时，坐在飞机上会感觉全身非常舒服。

一般情况下，大部分不舒服的感觉来自我们吃得太好，运动太少。一旦我们运动起来，就能享受到运动带给我们的乐趣。法国伟大的启蒙思想家卢梭也这样说："从锻炼角度看，躺着不如坐着，坐着不如站着，站着不如走着。"可是现在很多人变得越来越懒了，能躺着绝不坐着，能坐着绝不走着，这样的状态怎么能不得病呢？

一位网名叫"不走不行"的网友，体检后发现自己的指标非常差，看到周围那些过去指标不好的同事，通过坚持不懈的运动，现在指标都好转了。于是他又重新翻出计步器，设定好自己的重量、步幅和每天的目标步数——10000步。

经过一段时间的健走后，导出数据观察，他惊讶地发现如果不是自己在单位刻意增加走动，比如说，定时起来打杯水，而且刻意去远一点的饮水机或去较远的卫生间方便，他一天走的步数少得可怜，也就三千多步，即使刻意增加了走动也基本在五千多步。这时他才发现坐办公室真是害死人呀。后来，他每天晚上晚饭后一小时，坚持连续步行至少 40 分钟以上，才保证每天能够达到一万步。

改变久坐的坏习惯

现代人生活条件越来越好，生活方式变化的第一点就是吃得多了、吃得好了，活动量却明显少了、久坐时间多了。上下班开车，白天在办公室一坐就是一天，晚上依然坐在沙发上看电视……由此导致的结果，就是我们变得越来越懒、越来越不爱运动。

久坐给我们带来哪些危害？世界卫生组织指出，久坐为十大致死致疾杀手之一，全球每年有 200 万人因久坐而死亡。根据世界卫生组织预计，到 2020 年，全球将有 70% 的疾病是由坐太久而引起的。

2011 年年初，浙江东阳一位名叫林南珍的公交司机感动了全中国，他那临危一脚刹车避免了车上人员的伤亡，但他自己却再也没能醒来。在人们唏嘘不已的同时，临床上也发现，司机是冠心病的高危人群。也许林南珍的冠状动脉在之前就已出现问题，或偶尔有些症状却没有在意，最后酿成悲剧。为什么司机这个行业成了冠心病的高危人群呢？这是因为司机长年坐着，给血管"添堵"，时间久了，心脏就会出问题。

久坐还会造成腰腹横向发展的苹果形身材。美国密苏里大学研究指出，当我们坐着时，一种负责燃烧脂肪的酶就停止了分泌，从而失去了控制体重的机会。

因此，为了避免久坐的生活习惯，我建议大家上下班多乘坐公共交通工具。当大家选择公共交通时，需要从家走到车站，从车站走到工作单位，这样无形中给自己增加了很多走路的机会。平时晚上要远离沙发和电视剧，多和家人出去走路。即使看电视，也一定要养成在客厅走着看的习惯。

总之，为了健康，我们一定要改变生活方式，从能坐就坐到能走就走、能动就动。

久坐的危害

危害 1	伤害运动器官，使其向畸形化发展
危害 2	塑造粗短的肥胖身材
危害 3	颈肩腰背持续保持固定姿势，会导致颈肩腰背僵硬、酸胀、疼痛
危害 4	使心肌得不到良好的锻炼而收缩无力，影响心脏健康
危害 5	影响血液循环系统的正常运行，易患动脉硬化等疾病
危害 6	增加患静脉血栓猝死的风险
危害 7	使肺部得不到充分的锻炼，容易患各种呼吸道疾病
危害 8	使肠胃蠕动减慢，增加肠胃负担，影响消化系统的健康
危害 9	久坐的女性更容易患痛经、内分泌失调等妇科疾病
危害 10	使人变得更加懈怠、懒散，大脑退化

不要给自己找借口

很多人每天一万步坚持不下来，总会拿各种理由来搪塞。比如说，晚上加班，回到家已经9点了，很累了，算了今天不走了；晚上有应酬，回到家已经 10 点了，还喝了酒，行了，今天也不走了……正是在这些情况下，我们没有坚持，放弃第一次就会放弃第二次，一个好的习惯就此而终止。

我晚上应酬也很多，每次回到家都很晚了，有时候 10 点，甚至 11 点、12 点了，很多时候还喝了酒。即使这样，我也要坚持把一万步走完。有的朋友会问，这样做是不是太机械了？

其实在这种情况下，我坚持完成一万步，有两个考虑：一方面是为了"荣誉"而战，我走的怎样，是否坚持，很多朋友在网上都看得到；二是喝完酒回到家，很容易入睡，但半夜总是醒一次，口干舌燥，喝完水后，却很难入睡。不如回到家先慢走 30~60 分钟，情绪平稳了，肚子也走空了，才能一觉睡到天亮。

可以说，能不能坚持每天一万步，不是时间问题，而是态度问题。只要我们不为自己找借口，每天一万步其实是很容易做到的。

需要有一个循序渐进的过程

在听了我的讲座后，很多听众都非常兴奋。希望马上进入健走的状态，每天快走一小时，在短时间走出每天一万步的最好效果。其实，做任何事都需要一个过程，同样每天一万步也需要有一个循序渐进的过程。

第一步，要保证数量。在开始阶段，很多朋友由于长期缺乏运动，体力不一定很好，贸然进行强度很大的运动，容易伤害身体。所以在开始阶段，我们光做到保证数量，每天零打碎敲，化整为零，快走也好，散步也罢，先把每天一万步凑出来。

第二步，要保证时间。坚持每天一万步一段时间后，我们的体力有了一些基础，这时可以保证时间，每天集中一个时间段去走路。先从集中走 30 分钟开始，逐渐过渡到 60 分钟，甚至更长。

第三步，要保证速度。经过一段时间，我们的体力也有了保证，连续走一个小时也没有问题了，这时可以尝试一下速度，即持续快步走一小时，一小时走完 7200 步。

从医学上讲，有一定强度的运动才能真正起到锻炼的目的，而心率是这个强度的标志之一。

在运动时，我们怎样监控自己达到一个理想的心率呢？最好的方式是使用心率表。

如果我们还没有心率表，怎么办呢？可以通过调节步速来达到目的。健走时，把我们的步速提高到每分钟 120 步，一个小时走完 7200 步。在和计步器的厂家沟通时，我们一般会要求他们提供这样的参数，可以帮助健走爱好者调节自己的步速。

另外，还有一种更加简单的方式，在健走的时候要走到一种"走路不喘唱歌喘"的状态，即在健走的时候，可以清晰地讲话，但是不能像在卡拉 OK 那样唱歌。

有一个相互监督的环境很重要

现代人工作都比较繁忙，想要坚持一项运动是很难的，而在众多运动中，只有走路最容易坚持。很多人可能会问：既然走路这么好，这么容易坚持，为什么还是有很多人不能坚持呢？从我自己坚持每天一万步近 2000 多天的经历看，一个相互监督的环境非常重要，可以说是坚持每天一万步各种因素中最重要的一点了。在每天一万步的初期，大部分人需要在相互监督的情况下才能养成习惯。

为什么这么肯定呢？在我自己通过走路改善了身体状态后，我买了很多计步器送给周围的朋友，并通过现身说法讲述了健走的好处。几个月过去后，效果却并不好，完全靠自我监督很难养成一种习惯。

后来我想了一个办法，因为我的工作是做 IT 服务的，所以我专门找了一个可以上网的计步器，并且做了一个网站。大家可以定期把健走情况上传到网络，通过网络监督每天走路的数量。

有了这个万步网后，再给别人送计步器，我会告诉他们上网传数据，接受我们的监督。最高峰的时候，我同时监督一百多人。经过我监督的人，在两三个月后大都面貌一新。

有一位朋友，他和妻子在上海开了一家公司，公司规模有百十号人。这位朋友到了中年后，身体开始发福，体重严重超标，他的妻子为此忧心忡忡。有了这个监督工具后，夫妻俩约好，当着所有员工的面承诺，从当天开始，在 100 天内每天一万步，并且接受所有员工在网上的监督。

在我们举办健走活动的众多企事业单位里，发现健康状况改善最大的总是团队的负责人。负责人发起了这项活动，需要身先士卒，起到带头作用。这种无形的监督力量，使单位的负责人坚持得最好，当然受益也最大。

向你身边的健走达人学习

有位网名叫快乐的苦行僧的健走达人，是某著名电信企业的业务骨干，走龄 12 个月。

这位网友从小就是一个没有多少运动天赋的人，协调性差，各种运动项目总是玩不好，在运动中体会不到成就感，还时常受到各种嘲笑讽刺，久而久之，就很少参加运动了。毕业后更是雪上加霜，因为从事通信 IT 行业，整天面对电脑，上研究生的时候就已经甘油三脂偏高，工作后体重逐年递增。正当体重突破新纪录的时候，接触到了健走。单位工会给员工办了健走卡，并组织了多次线上比赛。最简单的一项健走运动，使他的健康状况和精神状态有了翻天覆地的改变。

通过半年的万步坚持，主要有以下变化：

1. 体重：开始走的时候，体重在 95 公斤左右，通过半年的坚持，体重减到了 83~84 公斤的范围，可以说是比较成功了。但是标准体重建议是 75 公斤，所以，革命尚未成功，这位网友仍在努力。

2. 肩颈：由于他平时常面对电脑工作，所以肩膀颈椎一直不太好。健走之后，特别是使用了健走杖进行北欧式健走之后，肩颈部改善明显。

3. 睡眠：健走后，睡眠质量改善明显。

4. 精神状态：健走前容易疲劳，出差的时候尤其明显。现在每天走 15000 步，按照自己 80 厘米的步幅，就是 12 公里，可是，居然精力充沛。

5.心态：健走后扩大了在自己家周边的活动范围。以前觉得很远的地方，现在走过去其实没有多少步。他家住北京南城，走着去过天坛、前门、王府井、秀水、世贸天阶。这在以前是不可想象的。新的一年办了公园年票，加上地铁的便利，北海、天坛、颐和园、奥森都是常去健走的场所。由开车转向步行，速度降了下来，就有时间欣赏周边的风景，并用手机记录了下来。原来我们的旁边有这么多美丽的风景！

在持续的健走过程中，这位网友体会颇多，非常愿意与大家分享。

关于健走的枯燥性

单纯的走路当然是一项枯燥的运动。同事说过，如果让他长时间地走，最后他肯定不是累死的，而是无聊死的。我的做法是结伴而行、听有声读物、探索不熟悉路线、游玩拍照分享等。有个儿时的伙伴住在附近，偶尔一起出去散散步，联络联络感情，挺好。自从开始坚持走路后，手机和耳机就成了标准装备，电脑里面收藏的大量有声读物、评书和英语听力终于有了用武之地，在走路的同时，也充实了自己。探索不熟悉的路线也是一个好方法，其实我们对居住周边的很多地方并不熟悉，哪怕天天看得见的一些楼房小区，很多都没有去过。尝试游遍你家附近方圆5公里的区域，我想没有个一年半载也很难实现，更别说你所在城市没有去过的公园景点等。探索的同时，可以把周围的风景不时地记录下来，通过微博分享，其实我们周围很多地方还是很美的。

坚持是个问题

任何事情都是，一次两次简单，一天两天简单，坚持一年半载就很难。走路是最简单的运动，坚持下来就有大效果。可如何坚持，除了上面提到的解决枯燥性的诸多方法之外，我想更多的动力还是源于需求，源于执着。能坚持走下来的人，肯定是体会到了健走的好处，并且一定是有毅力能坚持的人。如果遇到极端天气，可以室内解决。如果有跑步机或者有健身房可以去，当然最好。没有的话，室内原地踏步也是个好选择。电视里面原来介绍过赵奕然通过原地踏步走和跑减掉了好几十斤的故事，对我们也是很好的启发。

健走的时间

按照一般人的步行速度 6000~8000 步 / 小时来计算，每天完成10000~15000 步需要一个半到两个半小时。在快节奏生活的今天，也需要每天规划好时间才能保证。

鲁迅先生说过："时间就像海绵里的水，只要愿挤，总还是有的。"

我每天坚持 15000 步的过程是这样的：如果不开车坐地铁，由于家距离地铁站较远，上下班路上能走 6000 步，中午吃饭 1000 步，上班期间 2000 步，下班到家基本可以完成 9000 步。晚饭后，和儿子玩半个小时，再到公园走一圈，就可以达到 15000 步。

开车上班时，中午吃完饭就要去单位附近的公园和高校里面溜达一个小时，保证下班到家时能在 7000 步以上，晚上再努力一下也能完成 15000 步。

　　周末就比较灵活了，就算白天在家歇一天，晚上公园转几圈，也能达标。

　　如果碰到异常情况，比如加班，我会想办法节省上下班路上的时间用于运动。比如先加班错过高峰期，加班完成后再吃饭，走步。然后晚上9点钟后开车回家。或者坐地铁公交时少坐几站。

　　遇到雨雪天气，就要做好前期的规划。比如预报的是下午有雨，那么早晨和上午就得想办法多走。如果全天都不适合外出，可以选择和家人逛商场或者在室内运动。

　　关于时间段的选择，最后再谈谈我的经验，那就是晚饭后的健走最有效。通过体重追踪会发现，同样是15000步，如果你晚饭前都完成了，晚饭后不动，和晚饭前10000步，晚饭后5000步的效果完全不一样。后者在控制体重上更有效。因此要尽量在晚饭后安排一定数量的活动。

防护的问题

　　由于自己颈椎腰椎不太好，怕着凉，因此帽子、脖套都要配备齐全。夏天健走，我一般会带一条软毛巾擦汗，避免着凉。速干衣也是很好的选择。原来运动少，很少体会到速干衣的好处，健走以后发现用处还是很大的。如果穿纯棉的T恤健走，健走中和完成后会有很多汗被吸到衣服里，那么蒸发这些汗就会吸收人体的很多热量，造成运动后不舒服的感觉，且身体的湿气很大，速干衣可以很好地解决这个问题。

　　冬天雾霾时，大家一定要戴好口罩，早作防护。

北欧式健走

最初是从网站上了解到北欧式健走这项运动，之后查了很多关于北欧式健走的资料，后来，也买了一对健走杖。我想说的是，使用健走杖，一定要在网上看看视频的培训教程。如果按照规范的姿势使用健走杖，还是非常有效果的。通过健走杖的辅助，增加了健走的强度，腰部和肩颈部得到了有效的锻炼。

再说说健走杖的选择。芬兰的 exel 的健走杖质量还是非常不错的，北欧式健走就是从那边发明的。选择健走杖的时候，要看健走杖的 CI 指数，也就是碳纤维指数，指数越高越好。健走杖有多节伸缩和单节的。伸缩的携带方便，但由于不是一体成型，在重量、回弹力和手感上没有单节的好。单节的手感好，但是携带不便。

心率的问题

每天万步我是达到了，今后努力的方向应该向精细化发展，心率的监测是以后改进的重点。减脂的心率应该是人最大心率的 60%~80%，最大心率可以用（220- 年龄）获得，因此有氧运动时的心率应该控制在（220- 年龄）×0.65 到（220- 年龄）×0.85 的范围内。

团队健走是坚持下去的重要手段

那么我们怎样有效地帮助大部分人从第一阶段"强迫地走"，成功地走到第四阶段"快乐地走"呢？我个人的建议是，从"强迫地走"

到"自觉地走"需要的是监督和提醒；从"自觉地走"到"科学地走"需要的是指导和体验；从"科学地走"到"快乐地走"需要的是分享和取舍。

经过一年多在很多团队的摸索，我们总结出一种方法，这种方法可以有效地帮助一个团队的大部分人养成每天走一万步的习惯，我们称这种方法叫"团队健走"。

团队健走有以下几个要点：

1. 团队的每个成员要佩戴计步器

计步器可以量化我们的运动量。无论什么运动，一旦把运动量量化，就会在无形中产生一种动力，容易达到目标。我说过带不带计步器，人的心理会发生微妙的变化。大家可以体会，因为这个微妙的变化可以使我们坚持下去。

计步器一般都系在腰带上。每个计步器都配有说明书，佩戴时我们按说明书的要求来操作就可以了。

2. 记录团队每个成员的健走量

团队健走要佩戴计步器，计步器把我们每天的运动量量化了，能够及时提醒我们。但是，仅仅佩戴计步器还不够。很多单位都发过计步器，但效果都不好。根据数据统计，靠计步器保持一个人的走路习惯平均只有 14 天。为什么呢？因为如果仅仅是计步器，个体之间是无法交流的，彼此也不知道对方走了多少。而没有了交流，就没有了监督，就没有了压力。

团队健走中需要把每个人每天的健走量记录下来。有了数据就有了对比，就能够展开很多活动。在信息技术不发达的时候，记录是靠人工的。有些单位曾要求每个员工到前台登记每天的健走量。这种记录方式坚持一个星期是可以的，但是很难坚持一年，因为管理成本太高了。健走毕竟不是工作的主体，一个单位不可能投入过高的管理成本。因此，这种记录方式一定要能自动完成。

物联网的出现解决了这个问题。什么是物联网呢？它的英文名称叫 The Internet of Things，顾名思义，就是物物相连的网络，其核心还是以互联网为基础，只是在它的基础上做了一些延伸和扩展，延伸到了任何物体和物体之间进行信息交换和通信。

利用物联网技术，我们就能够以非常低的管理成本，记录和统计健走数据。

3. 企事业内部举办健走比赛

在数据的基础上，团队内部就可以举办一些比赛了。比赛最好的方式是什么呢？就是以一个单位内部原有的部门分组，展开为期一段时间的健走比赛。为了对改进健康有益，这段时间要足够长，时间一般为 100 天左右。

比赛比的是什么呢？不是比谁走得多，比的是谁坚持得好。在比赛过程中，最重要的一个指标是万步率。即在比赛过程中，每天达到一万步的比率。

在比赛过程中，我们要定期公布各个单位的排名，并且领导要定期点评，鼓励先进，鞭策后进。通过激励先进，鞭策后进，单位会把压力传递给每个组的组长，组长会在组内和小组成员沟通，这样压力就会传递给组内的每个成员。恰恰是这种压力和集体荣誉感，帮助团队的每个成员度过刚开始最艰难的 30 天，养成一种良好的运动习惯。

4. 开展健走讲座、健走活动

在开展团队健走过程中，我们还要进行一些健康讲座和健走活动。

我曾在一年内为政府、大学和企业举办过 100 多场"走向健康"的讲座。为什么要办讲座呢？举办健走讲座，就是要解决团队成员的思想问题。很多员工觉得"我不想走，你为什么非要让我走啊，天天坐着多好啊！"等我讲完之后，员工一下子豁然开朗。这不是老板派工作给他，而是帮助他健康，所以他就不抵制了。通过这些健走讲座，使参加比赛的人从"要我走"变成了"我要走"，对于活动的效果有非常好的提升作用。

除了健走讲座外，还要进行健走活动。在活动过程中，我们有专业的教练就走路的姿势进行指导，使得每个人从一开始就对健走有了正确的认识，减少了不科学的运动对身体的伤害。另外，我们还有一个体质监测仪，走完 100 天再跟运动前的自己比较一下，自然就清楚了。因为有收获，自然会坚持下去。

我给大家举这样一个例子，有这么一家科技企业，大概有 500 多人。他们请我去进行健走讲座，讲完之后的第二天开始进行为期 100 天的比赛活动。在活动过程中，我们进行健走指导、健走互动。当这个团队健走完之后，我们比较几项指标，包括 BMI 指数、体脂、腰臀比、生理年龄、肌肉含量，结果发现这些指标基本都正常了。

不仅如此，这个企业的上下级非工作沟通明显增加。走之前不沟通的人很多，走之后有一个明显的变化，为什么？因为见面之后先比一比健走数据，很容易就展开话题了。因此，这样的活动对团队的沟通非常有用。

团队健走还有什么作用呢？我们知道，走路是一件非常枯燥的事，一个人很难坚持下来，需要在周围形成一种走路的氛围，这种氛围还需要一些相互比较。这样团队健走就发挥了它的作用。

如果你本身有运动的愿望，但又怕自己不能坚持下来，那么，参加团队健走就是个不错的选择。你可以选择性格、习惯都比较熟悉的朋友、亲戚、同事来组建"团队健走小组"，然后利用周末或其他空闲时间，相约出行，不失为一种乐趣。

Walking
for a Better
Life

第三章

这样健走可以避免运动损伤

中期需要注意方式，走路姿势要正确

　　尽管走路人人都会，但是如果不注意，也会走出问题。坚持每天一万步半年以后，我感觉右膝盖在隐隐作痛，走得越多，第二天症状就越明显。这是怎么回事？为此我拜访了一位健走领域的专家。我是和专家在马路边见面的，听了我说的问题，专家说我的走路姿势可能有问题。我非常不解地说，走路姿势会有什么问题？我走了几十年了也没事啊。我们站在路边，有很多行人从旁边走过，专家给我点评了从我们身边经过的每个人的走路姿势。结果，走路姿势存在问题的，十个人里面有七八个。也就是说，如果不注意走路姿势，长期坚持每天一万步，十个人里面可能有七八个人会有问题。走路不仅仅要坚持，还要科学地走。我们在走路时要讲究科学的方法，要有一定的窍门，这样走起来就不会产生损伤，越走越好，越走越健康，越走越痛快，也就越能坚持。

　　科学的健走包括很多内容，除了走路姿势以外，还有每天走路的量，走路的频率，走路的时间，走前如何热身，走后如何放松，走路穿什么样的衣服、鞋子等，都需要讲究科学性。正如北京体育大学运动人体科学博士、科学院的李红娟教授所说："健走是一个相对安全方便的运动，但是仍然有一些问题是需要注意的。在健走的过程中要找到适合自己的量，而且要循序渐进。比如，老年人如果过去没有运动的习惯，不要一上来就一万步，开始的时候可以是 3000 步，然后是 4000 步，逐渐增加，到一个月以后可以达到一万步为好。有的人可能再努力也还是达不到一万步，如果到了一万步会出现一些不舒服的现象，比如感觉非常疲惫，甚至在心脏方面和血压方面出现一些波动，这时候就需要根据自己的身体状况进行调整。"

掌握了科学的健走方法，通过健走减肥就不是什么大问题了。这就是健走要讲究科学方法的重要性。

错误的走路姿势

走路是一个非常复杂的人体生物力学过程，需要几十块骨骼和肌肉相互配合才能完成。在这个过程中，如果姿势不正确，就会导致一些骨骼、关节或肌肉过度磨损、长期紧张，久而久之，必然会导致身体的伤害。

在介绍正确的走路姿势以前，我们先一起来看一下哪些姿势是错误的。

1. 内八字脚

内八字在女性朋友当中最为常见。内八字会给我们带来什么样的

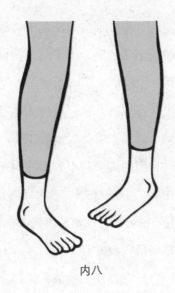

内八

危害呢？经常内八字走路容易使更多的压力积聚在脚外侧，从而增加脚外侧和地面的压力，改变脚接触地面的原有路线，增大了关节的压力，长久下来会导致小腿骨骼变形和疼痛，进而形成 O 形腿。

　　为什么女性朋友更容易出现内八字脚呢？这与女性朋友不正确的生活和工作习惯有很大的关系。

　　在各个国家中日本女性朋友内八字脚最常见，为什么呢？日本女性习惯于坐在地上，当坐下来时屁股是压在自己双脚上的，这使得脚的形状自然成了内八字。久而久之，这种扭曲的姿势也在她们行走的时候体现出来了。而日本男性一般是盘腿坐的，只有在非常正式的场合才需要端坐。

　　此外，由于日本女性长期穿和服和人字拖等，也会造成内八字。穿人字拖时，由于脚趾之间唯一的带子不能给脚足够的支撑面来提起拖鞋，每当脚后跟离地时，脚趾都会弯曲起来"钩"着拖鞋。时间过长，会导致小腿前方肌肉感到酸痛，为了避免掉鞋的尴尬，还要缩短步幅，脚腕向内侧转动，也就形成了内八字。

长时间坐着工作也会形成内八字。现代人本身就缺乏运动，尤其是女性朋友更不爱运动，经常坐着。当坐着工作时，臀部和大腿后面的肌肉是松弛的，这时我们的脚尖就很容易往内跑。我们可以自己来体会一下，如果把两个脚尖向外分开，感觉臀部是收紧的；当我们的脚尖向内扣时，臀部就是松弛的，这就是脚尖方向与臀部肌肉的关系。

标准的臀部肌肉是稍微内收并且上提的，具有这样臀部的人会具有很好的奔跑和跳跃能力。在古代，我们人类以狩猎为生，双腿需要有很好的奔跑和跳跃能力，自然形成了内收并上提的臀部形态。现如今，丰满的臀形不仅能展示体型的美感，还有利于保持身体的健康。

因此，如果我们要想很好地解决内八字问题，首先要改善臀部形态。

2.外八字脚

和内八字相反的是外八字，这样的脚形多见于男性朋友。很多人在电视上常会见到这种情况，电视剧中很多黑社会大哥，走路都是两脚分开的，因为这样显得有气势。

外八字是怎么形成的呢？错误的养育方式有可能导致孩子形成"八字脚"，比如让孩子过早或过长时间地站立、行走等。

很多开车的朋友也会出现外八字，因为开车时右脚的脚尖总是放在油门上，久而久之就形成了一种习惯，平时走路时脚尖也会自然外

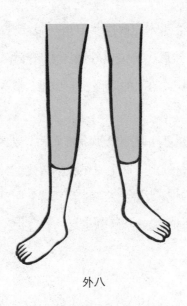

外八

分，这对于我们的膝关节、脚踝等都是有伤害的。

　　有一次，我们的夏其新教练接到一位公司老总的电话，那个老总说："教练，我的膝关节有响声。"夏教练就问他："您是扭伤了吗？"这位老总说没有，就是在走路时突然发现有"喀嚓"的响声。后来，这位老总来到夏教练这里，夏教练一看就明白问题出在哪了。这位老总站在那里，整个外脚的脚尖都是朝外的。夏教练建议他在走路时把右脚尖向里收一收，再坚持走一周。就这样坚持了一周后，这位老总发现自己膝关节的响声明显小多了。

　　从这个案例中可看出，我们的腿型会影响我们的膝关节和腰部的受力。如果长时间外八字，大拇趾会跑偏，形成大脚骨，就是医学上所说的拇外翻，虽然手术能解决，但也是很痛苦的。严重的外八字，还会形成 X 形腿。然后，膝关节外侧压力自然增大，在这种情况下，我们再进行运动，膝关节间的摩擦就会加剧，膝关节外侧的半月板就会越磨越薄。

这就要求我们在走路时一定要将两个大拇趾的脚尖朝前，这样其他的脚趾自然就会跟过来。这个时候我们再走起路来，脚的受力是标准的。如果脚大拇趾受力是"2"的话，其余四趾就是"1"。在这个合理的标准下，我们的腿就会沿着正常的轨迹去运动。

3.驼背走

驼背走，一般以老年朋友居多，有些年轻人坐久了也会出现这种情况。

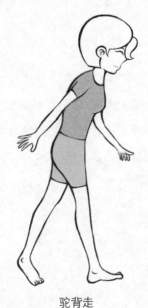

驼背走

驼背走会给我们带来哪些问题呢？一个人经常驼背走，就会越走越低，走着走着，就走到土里去了。显然，驼背走无疑是最要命的一种走路姿势。

驼背走会导致我们的重心前移，脚尖、小脚受力增大，这也是很多人小腿变粗的一个原因。由于重心前移，就会增加对膝盖的冲击力，造成膝关节过多的磨损。当我们驼背走时，腰背肌肉的拉力也会增大，这时腰背的肌肉就会出现劳损和疼痛。

驼背走时还会使我们的头部偏离最佳位置，这样一来，颈后肌肉要负担整个头部的重量，容易导致肌肉劳损，甚至引发头痛。

因此，大家走路时一定不要驼背走，要把身体挺起来。

4. 仰着走

虽然说走路时应该把身体挺起来，但也不能过于后仰，也就是我们要说的仰着走。仰着走会使我们的骨盆明显前倾、腰椎过度前弯，这样很容易导致下交叉综合征。

下交叉综合征本身就偏离了正常的体态，特别是在侧面观察时更加明显，尤其是那些有啤酒肚的中年男性朋友、孕妇、穿高跟鞋的女性最容易出现这样的体态。这类人由于身体重心前移，就会将身体拉向前方，但是正常走路时不可能弯着腰，于是就会用腰的力量将身体拉回来。

长期以这样的姿态走路会导致肌肉不平衡，形成交叉部位肌肉强弱变化。如果经常处于这样的下交叉体态，会增加关节腰椎的压力，出现下背疼痛的问题。

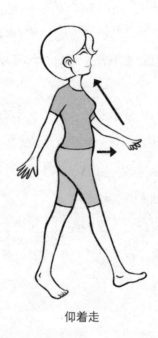

仰着走

　　那么，我们要把身体调整到什么样的状态呢？请注意，当我们自然站立时，用手摸一摸自己的下腰，下腰应该是放松的。在保证下腰放松的前提下，我们再去走。

　　这时从侧面看我们的身体是一条竖直的垂线，从这条垂线上我们可以找到三个标志点，即耳朵的最高峰、肩峰突、股骨大转子（大腿上部外侧骨头最突出的地方），这三个点应该在一条竖直的垂线上。此时我们腰部的压力最小，局部肌肉的拉力也最合理。这样再走起路来，有一部分肌肉放松，有一部分肌肉用力，这样循环交替地完成走路的整个动作。

5. 手臂不动

正常情况下，走路时我们的手臂是来回摆动的。生理学家认为，走路左腿向前迈时，脊柱会向右旋转，右臂也会随之摆动。这样可以平衡双腿的运动，走起路来不但感觉轻松，而且还会获得更大的动力。

可是在生活中我们经常会看到这样的人，他们走起路来手臂是不动的，就好像是带脚的门板。这可能意味着这个人后背受到了限制，时间长了容易引起后背疼痛和受伤。

因此，想要通过走路获得健康，走路时必须摆起你的双臂。

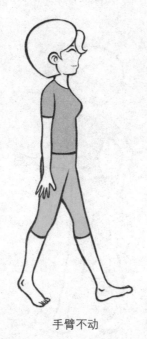

手臂不动

6. 步幅太小

步幅太小是我们常见的一种走路方式。步幅太小会给我们带来哪些问题呢？生活中很多女性朋友常说："都说走路可以减肥，可我不仅没有走出效果，反而小腿越走越粗。"

为什么会出现这种情况呢？主要是因为这些人平时走路步幅太小，是用小腿走路，这样只是单一地锻炼了小腿上的肌肉，而我们的大腿、腰部都没有得到很好的锻炼。很多女性朋友的"大象腿"就是这样被练成的。

此外，步幅太小，走路时不需要肢体过多的伸展动作，反而会对后背造成更重的压力，引发后背疼痛和神经功能受损。这就好比我们

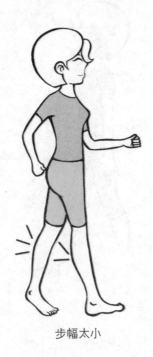

步幅太小

有一个团队，团队里面有 100 个人，只有 20% 的人在干活，时间长了这 20% 的人就容易累坏了。同时我们的腰部、大腿等大部分都闲起来了，时间长了也不行。

因此，平时走路时我们需要将步幅控制在身高的 0.4~0.5 倍之间。

7.踮着脚尖走路

我们身边也有这样的人：他们经常踮着脚尖走路，就好像企鹅一样。之所以出现这种情况，多与肌肉紧张有关；当脊柱或大脑受到损伤时，就会出现这种情况。

当然，有些刚学走路的孩子也会出现这种步态，但这只是暂时性的，家长不需要担心。如果孩子一直这样走路，就需要家长及时带孩子到儿科就诊，进行检查。

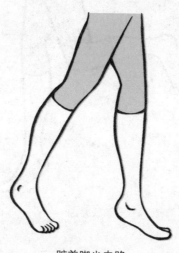

踮着脚尖走路

8. 跳跃着走

生活中很多人不知不觉间常跳跃着走路，这种走路姿势也存在着健康隐患。当我们跳跃的时候，用到的部位基本都是小腿的肌肉，长此以往小腿肌肉的负担就会过大，小腿就会变得越来越粗。

一般来说，出现这种步态的人多数是女性朋友。主要是因为很多女性朋友喜欢长期穿高跟鞋，时间长了很容易造成小腿肌肉过于紧绷，脚后跟一着地面就会迅速抬起。因此我们建议女性朋友还是要少穿高跟鞋为妙。即使是穿平底鞋，也要尽量减少过多的重心起伏，减少多余的小腿受力。

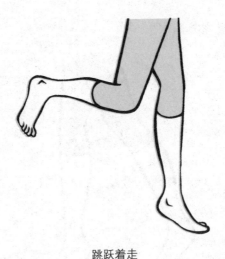

跳跃着走

9. 侧颈、斜肩走路

很多年轻人背包时，往往是侧颈、斜肩走路，时间长了会导致脊柱的侧弯，脊柱侧弯后颈椎、胸椎、腰椎的压力与肌肉的拉力都会加大，这会导致骨质增生、椎间盘突出等问题。经常侧颈、斜肩走路，还会使我们的的腿形出现单向的弧形，背包一侧的腿容易出现 X 形腿，另一侧的腿则出现 O 形腿。

因此，我们平时一定要养成良好的走路习惯，减少单肩背包、单侧用力的次数；晚上也要注意不要总是朝同一侧睡觉；平时也要注意对着镜子纠正自己的身体姿态。

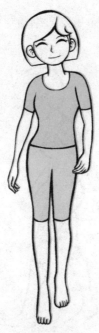

侧颈、斜肩走路

10. 低头、含胸走

很多人在走路时常低头、含胸，给人无精打采的感觉。经常保持这样的姿势，会使我们的背部肌肉出现酸痛，颈部和肩膀也处于过度紧张状态，得不到放松。其造成的脊柱问题，反射到大脑，使人无论在伏案工作还是走路时，大脑都处于紧张状态。白天的紧张得不到缓解，造成大脑过劳，当然会影响晚间的休息。

因此，我们走路时，身体一定要挺直，让我们的脖子、脊椎成一条直线，眼睛最好能直视前方，不要盯着脚下看，并且确定肩膀是放松的。我们可以想象自己就好像玩偶一样，有一条绳子连接我们的头发，把我们往上提拉。这样可以让颈椎合理支撑头部的重量，舒缓颈部肌肉的压力，而且颈部线条也能更流畅和优美。

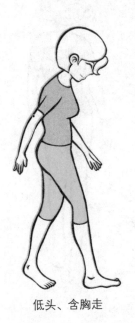

低头、含胸走

走路时，一定要挺起胸，同时收紧小腹和臀部，这样能让全身线条收紧。如果你是女性朋友，这时你的S曲线自然而然就显现出来了。

正确的走路姿势

正确的走路姿势可以减少我们身体各部位不必要的压力和拉力，避免局部疼痛和劳损等问题的出现，如脚疼、腰疼、膝关节疼、小腿变粗、半月板过度磨损等。那什么样的走路姿势是正确的呢？

1. 躯干

人体有三个部位：耳朵最高点、肩峰突、股骨大转子，健走时，要保持这三个部位在同一条垂直线上。

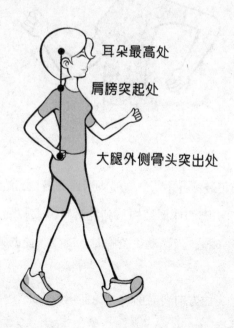

耳朵最高处

肩膀突起处

大腿外侧骨头突出处

行走时身体要向上挺直，感觉自髋部和躯干中部向上挺，目视前方，双肩放松，挺胸收腹收腰。

2. 上肢

行走时候的双臂屈臂成 90 度，双手空握拳，像握住一个鸡蛋或玻璃杯。以身体中线为轴，左右手臂向前自然摆动。手臂向前时，手不超过肩，手臂向后时，手不要低过腰。

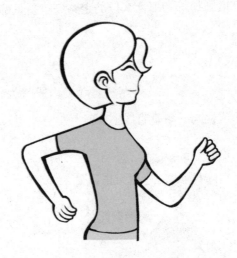

3. 下肢

走路时，为了缓冲冲击力，应使脚后跟先着地，然后脚后跟抬起，促使脚部的运动从脚的球形结构移到大脚趾。大脚趾真正踩实之前，不要抬起另外一条腿。当摆动一条腿时，支撑身体的腿微屈，小腿收紧，脚踝前屈。

走路时，脚尖的方向要向前，避免向内或向外。

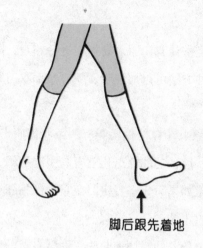
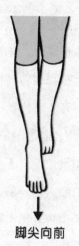

脚后跟先着地　　　　　脚尖向前

4. 标准健走姿势口诀

抬头挺胸缩小腹：健走时挺胸缩腹，能让身体线条更优美。

双手微握放腰部：双手如握鸡蛋，手掌间有空隙且放松，双手置于腰部。

自然摆动肩放松：健走的时候，身体要自然摆动，肩膀也要尽量放轻松。

迈开脚步向前行：健走时步伐要大，以能运动到臀、腿肌肉。

脚内侧呈一直线：健走时双脚内侧要呈一直线，以能运动到大腿内部肌肉群。

以上标准姿势还可以延伸出其他有益健康的走路姿势：

1. 高抬腿走

上体育课时，体育老师经常让我们原地高抬腿进行热身，即每走一步，大腿都屈膝高抬。这种方法可以加强腰、腿、腹部肌肉和韧带的力量，有效防止老年人得疝气。

为什么能预防疝气呢？原来在脊椎骨两侧有两条肌肉叫卡腰肌，卡腰肌如果长期得不到锻炼，这种功能性退化就容易引起疝气，尤其是越瘦的老人越容易得。但是如果每天坚持定时定量地高抬腿走，就可以达到预防老年人得疝气的效果。

高抬腿时，腿要用力向上抬，同时快速收腹，两臂自然前后大挥摆，抬腿的高度最好达到大腿与腹部的夹角在90度左右。

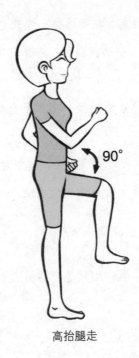

高抬腿走

2. 扭着走一走

行走过程中，可适当增加一些躯体动作，如扭着身体走。扭着走有点类似于竞走，走时要刻意摆动你的胯，摆动时就像挂钟一样，一定要让你的腹部随着你的摆动颤起来。这样走相当于给胃肠进行良性按摩，可增强排便功能，防止便秘。

很多肥胖者刚开始参加万步走时常觉得减肥效果不是很显著，这是因为行走时腰部扭转的力度不够。在进行扭着走时，我们可以找到4个点，即左肩、右肩、左髋、右髋，这4个点来回不停地摆动，这样我们腰腹的肌肉才能得到很好的锻炼。

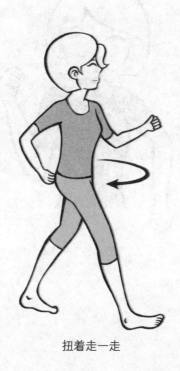

扭着走一走

3."三慢一快"呼吸走

"三慢一快"其实是指走路时的呼吸方法，它可以增大我们的肺活量，强化肺功能，防止肺部组织萎缩，增强肺部免疫力。

在健走时我们心里要数着一、二、三、四，数一、二、三时要慢吸气，数四时要快呼气，最好呼出声来。呼得越快，吸得就会越深，这是肺部呼吸的反射功能。这样可使氧及二氧化碳交换的概率加大，为全身充氧。

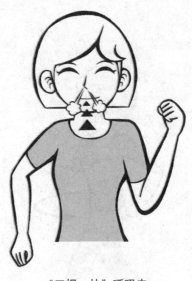

"三慢一快"呼吸走

4. 摆臂走

摆臂走就是在原常规步行走路的基础上把双臂大幅度摆动起来，左右双臂与双脚交叉步行，双手臂手掌（手掌五指并拢）自然放松伸直；肘关节尽量要超过下颌，每分钟走 60~90 步。

这种健走法可增强骨关节和胸腔功能，预防和缓解肩周炎、肺气肿、胸闷及老年慢性支气管炎等症状。对于女性朋友来说，这种方法可有效刺激胸部淋巴液流动加快，对乳房起到很好的活血化淤作用，可使乳房更健康、挺拔。

当然，我们在进行摆臂走时，尽量选择空间大的地方，时间也不宜过长，摆臂不宜强求高度、力度和速度，以防造成拉伤和劳损。

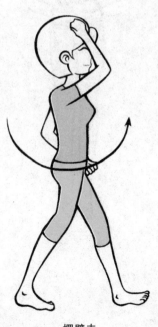

摆臂走

5. 摩腹走

我们在健走的同时，可用两手掌旋转按摩腹部，每走一步按摩一周，正反方向交替进行。每分钟走 40~60 步，每次 5~10 分钟。摩腹走对慢性胃肠疾病、肾病都有预防和辅助治疗效果。

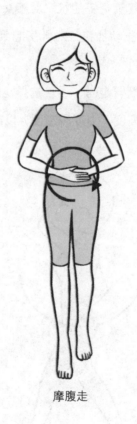

摩腹走

6. 弹着走

弹着走就是脚后跟着地，脚掌在地面全落实之后，用脚尖把身体弹出去。

很多人之所以长脚垫，跟脚部缺乏锻炼有一定的关系。如果不锻炼脚部，就容易使脚底的肌肉退化。要知道，我们脚底的肌肉不单单起到支撑脚弓的作用，脚部的血管必须依靠脚底健康的肌肉保持良好的状态。而现在很多人走路都是甩着大脚掌，脚不用力，这也是脚容易骨折的原因之一。而如果我们学会弹着走，并且每天这样走一走，那么每走一步就会使脚下几十块对身体非常重要的肌肉保持健康的活力。

弹着走时，腰要挺直，脚腕要用力蹬起来。两脚朝前，每走一步十个脚趾都要用力，特别是大脚趾要用力，就像脚底有个弹簧一样弹起来。这种走法不仅可以预防脚垫、大脚骨，还可使脚部的脚趾痛等问题得到有效改善。

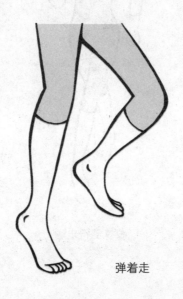

弹着走

7. 交叉腿行走法

什么是交叉腿行走呢？这就好比你的两腿间有一条直线，右腿迈到直线的左边，左腿迈到直线的右边，两条腿别着走。走的时候，幅度要尽量大一些。你要用左大腿内侧的肌肉压住右大腿，然后再用右大腿内侧的肌肉压住左大腿。不断地行走锻炼就可以拉长腿部肌肉线条，让腿部看起来更修长，而且这样的锻炼还可以有效带动胃肠蠕动，促进消化。

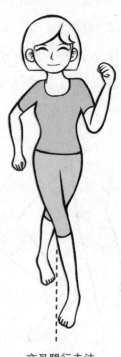

交叉腿行走法

8. 大步走

大步走就是在正常步幅上再增加步幅，走的时候要把胳膊摆直，把步子迈出去，尽可能地迈大，后腿用力蹬，前腿往前抬，步子迈得越远，刺激会越明显。大步慢走，走得越慢越好，膝关节要一点一点下落，膝关节遮住脚尖了，大腿再落下来，然后慢慢抬起脚走第二步，这样有很好的减肥作用。

当我们增大步幅时，实际上也会增强对神经系统的刺激，改善肌肉的用力模式，对血液的流动能力，整个身体的代谢，心脏、血管、肌肉、韧带的刺激，包括对脚踝、膝关节、髋关节的刺激都起着至关重要的作用。

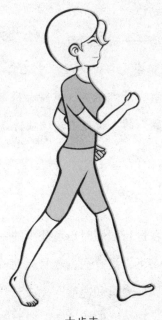

大步走

健走小知识

最具有挑战性的健走姿势——北欧式健走

北欧式健走就是握着健走杖行走，可以把它想成是脚下没有滑雪板的越野滑雪。

早在 1930 年，北欧滑雪选手每到冬季就会持滑雪杖健走，以保持体力和体适能，慢慢发展成为这种新型的运动方式，并改造了滑雪杆的手柄、腕带以及杆体的材质，制成健走杖（walking stick），使之更适合健走、登山。

现在，北欧式健走已经成为一种大众参与的户外运动，这种运动普遍被称为 Nordic Walking，也称为北欧健走。目前全球已有约 6000 万人参与这项健身运动。

最瘦身的健走姿势——扭腰健走

如果你想变得更苗条，在健走过程中还需要花点工夫。健走时，你需要紧缩小腹，提肛，背部挺直，肩膀放松。这种健走姿势特别显身材。腰部带"游泳圈"的人，可边走边做转腰运动，效果会更好。

健走前的热身

热身运动是我们在进行锻炼时不可缺少的一个重要环节。如果一个人在相对安静的状态下，没有通过热身运动就开始锻炼，通常会感到不适，如动作不协调、力量和速度等无法充分发挥，运动成绩不能达到正常水平等。这种现象在锻炼持续一段时间后才能逐步消除，这种延续现象叫惰性作用。

要知道我们在进行剧烈运动时，内脏器官的变化是极为明显的。由于支配内脏器官的植物性神经系统的惰性较运动神经大，所以当肌肉开始工作时，内脏器官的活动不可能一下子就跟上运动的需要，而要有一个适应的过程。热身运动完全可以克服植物性神经系统惰性，预先使各内脏器官动员起来，达到一个较高的机能水平，以适应运动的需要。

热身运动对我们有什么好处呢？

首先，热身运动可以使我们的体温及肌肉温度升高，骨骼肌代谢、血流量和氧的运输增加，使骨骼肌的收缩反应及反应速度增强，有利于防止肌肉痉挛，特别是冬季锻炼和夏季游泳之前，一定要进行充分的热身运动。

其次，充分的热身运动可使我们的机体达到运动前的最佳状态。比如说，在进行力量锻炼前，心率必须达到 110 次 / 分钟左右方可开始训练，否则肌肉力量不能充分调动发挥其应有的水平，对我们的身体十分不利。

此外，热身运动还可使韧带、关节得到充分伸展、润滑。为什么很多人在运动中总是容易受伤呢？就是因为这部分人忽视了热身运动。热身运动中的伸展可明显提高韧带的弹性，增加关节体液，有助于防止运动外伤。

我和万步走的会员们每次健走之前都要进行 5 分钟（如果您长时间没有锻炼可以做 10~15 分钟）的热身运动，这样可以更好地投入到运动当中去。

下面是夏其新教练为我们带来的健走前的热身运动：

1. 放松肩部

（1）自然站立，两脚左右分开，与肩同宽，两手自然前伸，掌心朝上，两手大拇指向内旋转，转不动以后，提肩，然后沉肩，再向外旋转。连续做 8 次，幅度要大一些。

（2）完成上述动作后，两脚左右开立距离稍大一些，两臂向下，体前自然交叉，然后两臂分别向体外上举、绕环旋转一周。连续做 8 次，然后反方向再做 8 次。

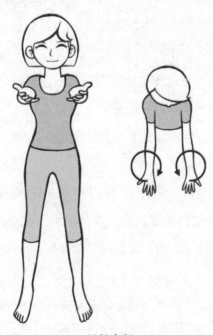

放松肩部

2.拉伸髋关节

左腿向前迈开一大步，呈弓步，两脚间的距离是肩宽的 2~2.5 倍，后腿蹬直，前腿的膝关节不要超过前脚尖；双手在胸前呈抱球状，感觉球变大，含胸收腹，重心慢慢后移，髋关节感觉会拉开一些；调整呼吸，放松肌肉，停留 5 秒；然后身体微微向左转，幅度尽量大一点，后腿尽量蹬直，然后停 5 秒；换右腿，重复上述动作。

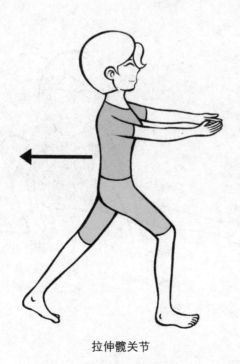

拉伸髋关节

3. 拉伸大腿内侧肌肉

呈侧弓步，右腿伸直，左腿尽量弯下去，臀部往下坐，左腿跟不要离开地面，可以双手扶地，慢慢下来；右手抓住右腿踝关节，也可以扣住右脚尖，落下去；调整呼吸，放松肌肉，停5秒。然后换另一边，重复以上动作。

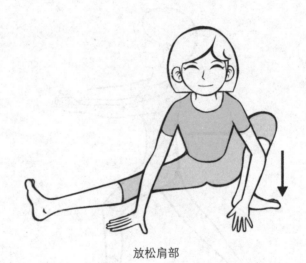

放松肩部

4. 活动膝盖

　　自然站立，弯腰后手扶双膝，然后手扶双膝下蹲。将两膝分开，向外旋转时，手扶双膝站起，向内旋转时，继续下蹲，重复这个动作，连续 8 次，然后反方向再做 8 次。

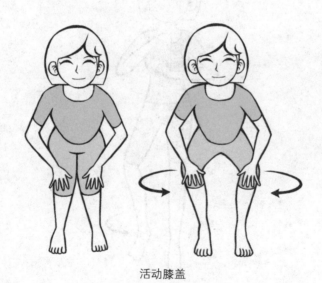

活动膝盖

5. 活动腕关节和踝关节

这个动作在以前上体育课时，经常用到，就是双手五指交叉，做摇腕运动，同时脚尖触地，来回转动踝关节。连续做 8 次，然后换另一侧再做 8 次。

完成以上的热身运动，就可以轻松进行健走了。

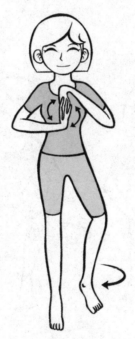

活动腕关节和踝关节

健走后的放松

更多时候，我们在运动时会把放松整理活动给忽视了，这是不可取的。你要记住这样一句话：放松整理活动是通往冠军之路的捷径。要知道，放松整理运动是一种积极性的休息。

正确的整理活动可以使我们的肌体由紧张状态逐渐过渡到相对静止的状态。因为当我们在做剧烈运动时，心脏是处于高效率工作状态的，如果突然停止运动，心脏在短时间内仍然继续按照剧烈运动的需要将大量的血液输送到上下肢肌肉里。

此时，由于运动突然停下来了，下肢肌肉不再收缩和产生“唧筒”（“唧筒”原意是指一种简易的往复式活塞泵，这里所说的肌肉的“唧筒”作用就是通过肌肉节律性收缩，像唧筒一样压缩静脉血管，使血液不断地由静脉回流至心脏）作用，致使心脏的回流血量减少，大脑得不到充足的血液补充。在重力的作用下，原有的大脑血液还会急剧流向心脏，造成大脑暂时性贫血，于是就会出现眼前发黑、头晕、恶心、呕吐甚至昏倒的现象，我们称之为“重力性休克”。在一些国内外的运动比赛中我们经常会看到这种情况，有的运动员跑到终点后，冷不丁停下来便休克了，就是由于这种原因造成的。

可以看出，运动后的放松整理运动是锻炼过程的一部分，而且也是很重要的一部分。科学的放松运动可以有效地减轻我们运动后的疲劳感，使身体更加舒适。

健走后，我们一般可以采取下面几种方式进行放松：

1. 整理活动

整理活动可以促进血液的回流，改善血液的供给，使肌肉主动放松，让身体逐步恢复到安静状态。

（1）拉伸胸部

动作要点：双手与肩同宽，手腕翘起，直臂向前用力推出，然后向后甩臂，做10次。

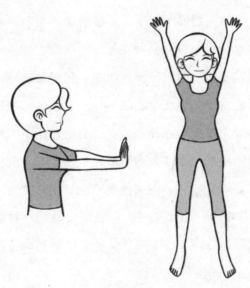

拉伸胸部

（2）拉伸背部

动作要点：双手在背后交叉，肩部后展，同时向后上方抬手臂，保持 20 秒。

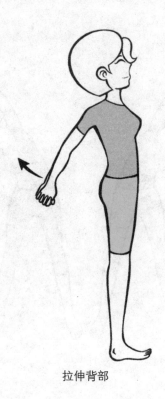

拉伸背部

（3）拉伸腰部

动作要点：双手在头顶交叉，保持髋关节不停向两侧弯腰，左右各做2×8拍。

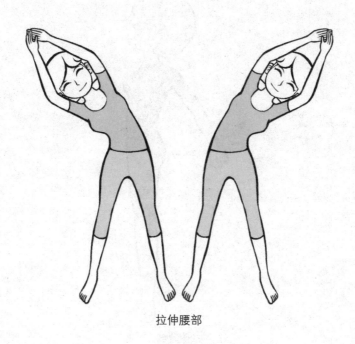

拉伸腰部

（4）拉伸大腿（前侧）

动作要点：用手抓住脚尖，小腿向后抬起，保持静止15秒。

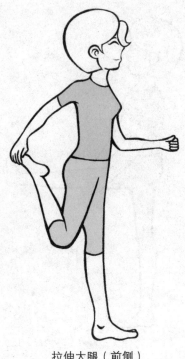

拉伸大腿（前侧）

（5）拉伸大小腿（后侧）

动作要点：双手抬起大腿，脚尖翘起，抬起的腿伸直，保持静止15秒。

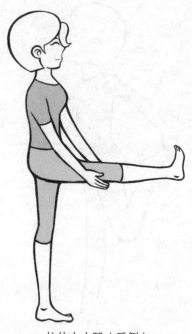

拉伸大小腿（后侧）

2. 推拿按摩

一般应在健走后 20~30 分钟后进行。开始可先做轻推摩、擦摩、揉捏、按压和叩打，同时配以局部抖动和被动活动，也可采用相互按摩或自我按摩的方式。运动后按摩可改善和调节中枢神经的机能，转化并排出乳酸，消除疲劳。

3. 温水浸泡

健走后，有条件的人可以在 30~40 度的温水中进行泡浴，这样能保持皮肤的清洁，除去灰尘、污物和汗液，对心脏活动和神经系统有镇静作用，还可以让我们神清气爽，从而加速疲劳的消除。

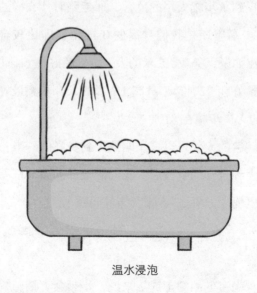

温水浸泡

安全健走的其他注意事项

除了以上的放松活动外，健走后还应该注意营养和睡眠。健走结束后 1 小时内，可以吃一些容易消化的糖类或水果，比如喝杯果汁，或者吃个香蕉，这样能迅速补充糖原，帮助身体恢复。

最后需要说明的是，其实一般程度的肌肉酸痛和疲劳是有益的——这证明你的运动取得了效果。通过休息恢复，你的体能将会比以前更好，只需注意要适量运动，别影响正常工作和生活就可以了。

步幅走对了吗？

前面我们提到了步幅太小的危害，那走路时什么样的步幅最合适呢？最合理的步幅应该是我们身高的 0.45 倍，即比较合理的步幅 = 身高 ×0.45。比如说，身高 1.5 米的人，步幅最好在 68 厘米；身高 1.6 米的人，步幅最好在 72 厘米；身高 1.7 米的人，步幅最好在 77 厘米；身高在 1.8 米的人，步幅在 81 厘米。

平时经常健走的人，可以把步幅放大到身高的一半，这也是合理的。当步幅放大到合理的范围后，我们的腰部和腹部都得到了充分的锻炼，就不会出现"大象腿"、腰背痛等问题了。

频率走对了吗？

对于以健身为目的的健走锻炼来说，步频会直接影响到锻炼的效果。速度太慢，锻炼效果不明显；速度太快，肌肉容易过度紧张，使我们身体的血液循环压力加大，造成血压过度升高，增加心脑血管的负担与风险。

那么，怎样的步频最合理、最划算呢？

1. 在进行放松健走的时候，步频以每分钟 80~100 步为宜，速度大约 4~5 公里 / 小时。

2. 在进行快步健走的时候，步频以每分钟 100~140 步为宜，速度大约 5~7 公里 / 小时。

表 1　几种常见步行方式的速度标准

行走方式	时速（公里/小时）	适合人群	健身效果
蹒跚走	3	中老年人	不明显
散步	3.6	任何人	不明显
自然走	4.5	普通人	不明显
健步走	6.0	亚健康人	明显见效
全力走	7.2	健康人	见效快

时间走对了吗？

什么时间健走最好呢？一般来说，健走时间应该取决于个人的运动习惯、运动环境、自身条件以及工作和生活条件。

有些老年人起得很早，没什么事，就跑出去锻炼。这样的做法其实是不可取的。夏其新教练认为，早晨起来太早，人体各脏器的运转仍处于较低水平，这时候锻炼，对于心血管功能比较脆弱的人来说是危险的。另外，早晨运动增加了血管中形成血栓的可能性，易导致血管栓塞，因为这时血液的凝聚力提高了 6%；而晚间健走则正相反，血小板的数量下降 20%，大大减少了血管栓塞的危险性。

到了中午，好多人有饭后散步的习惯，但是饭后剧烈的走动对肠胃还是会有不好的影响。

综合以上来说，下午健走锻炼的效果最好。依据人体的自然规律，一天中人体运动状态最好的时间是在下午的 3:00~5:00 之间。可是这个时间里大部分人都还在忙工作，根本没有时间健走。

如果要调整一下的话，我们可以选择在晚饭前半小时或饭后 1 小时进行锻炼，这个时间有利于提升锻炼效果，但不主张太晚，一定要在晚上 10:30 以前结束运动，并在 11:00 前上床睡觉，以保证睡眠质量。

对于在什么时间使用我们的身体最为合适，请参照"人体 24 小时工作表"：

表 2　人体 24 小时工作表

时间	注意事项
1 点	处于轻微睡眠状态，人很容易醒来，正是此时我们特别容易感受到疾病的存在
2 点	肝脏工作的时间，它要为人体排除毒素，此时若起床想喝点东西，可选择一杯水或牛奶，千万不要喝咖啡、茶以及酒精类饮料
3 点	肌体处于休息状态，此时我们的血压、脉搏和呼吸都处于最弱状态
4 点	大脑的供血量最少，肌体处于最微弱的循环状态，此时人最容易死亡。但听力很敏锐，极易被微小的动静所惊醒
5 点	此时肾脏不分泌任何物质，我们已经经历了几次梦的过程，如果此时起床能很快进入精神饱满的状态
6 点	这个时间里血压上升，心跳加快，即使我们想睡觉，但此时肌体已经苏醒
7 点	免疫力特别强，若此时受到细菌或病毒的感染，也能够轻易战胜

时间	注意事项
8 点	肌体休息完毕，肝脏已将身体内的毒素排出，这时不要喝酒，会加重肝脏负担
9 点	此时兴致升高，病痛感减弱，心脏开始全力工作
10 点	积极性上升，人体处于最佳状态，苦痛烟消云散，热情将一直持续到中午，任何工作都能胜任
11 点	心脏有节奏地继续工作，并与我们的心理积极保持一致，此时几乎感觉不到紧张的工作压力
12 点	人的全部精力都已被调动起来，此时不应吃大量食物，最好晚一小时吃饭
13 点	肝脏休息，血液中溶入一些糖原，白天第一阶段的兴奋期已过，会感觉有些疲劳，最好适当休息一下
14 点	精力消退，此时是 24 小时周期中的第二个低潮阶段，反应迟缓
15 点	感觉器官此时变得敏感，特别是嗅觉和味觉，之后人体重新步入正轨
16 点	血液中糖的含量升高，有人把此过程称为"饭后糖尿病"，但这不是病，是兴奋期过后开始了衰退
17 点	效率仍很高，运动员此时应加倍努力训练
18 点	人的肉体疼痛感重新减弱，想多运动的愿望上升，心理兴奋感渐渐下降
19 点	血压上升，心理稳定性降到最低点，很容易激动，常会因一点小事而争吵，此时对过敏症患者来说不大好过，会开始头痛
20 点	此时人的体重最重，反应出奇地敏捷。如果开车，司机处于最佳状态，几乎不会出事故
21 点	精神状态一般，但此时的记忆力特别好，学生和演员对此会深有体会，善于记忆白天记不住的课文和大段台词
22 点	血液中充满白细胞，白细胞的数量增加一倍，体温开始下降
23 点	准备休息，细胞开始修复工作
24 点	如果此时休息，那么无论是肌体还是大脑都将排除一切干扰，会很快进入梦乡

健走量对了吗?

平时我们在进行锻炼时最重要的是持之以恒，运动强度却要有一定限制。如果运动量过大，会使我们的身体过于疲劳，影响健康;当然，如果运动量过小，人体的热能消耗只有糖，并不消耗脂肪，最后也起不到锻炼身体的效果。

适度的、有规律的运动和静养相结合，才是健康的生活之道。我们认为，运动锻炼每周至少保证 3~5 次以上，每次运动时间应不少于20~30 分钟，一般不超过 1 小时。

选择最佳运动量的方法很多，例如指数评定法、心率评定法、库珀评定法、菲克斯评定法、疲劳评定法、简便评定法、阶段评定法等等。

对于大多数不经常锻炼的人来说，刚开始健走时应以每分钟100~120 步的速度为宜。我刚开始健走时就是按照这个速度来锻炼的，在持续时间上，我每天坚持 30~60 分钟，不要超过 60 分钟，大约 3~5公里，4000~6000 步。这个时间和路程对于刚开始健走的人来说是比较合适的，走完全程，浑身也很舒服。

后来，随着时间的推移，我的健走量越来越大，基本上每周要有两到三次的长距离健走，约 8~10 公里，以达到 1~1.5 万步的健走量。对于那些经常参加体育锻炼的人来说，我觉得这个健走量也是比较合适的。需要强调的是，我们也不主张过多地去勉强运动，过劳必伤，当运动量过大后损伤就很容易出现。

鞋子穿对了吗?

每个人穿鞋都有自己的爱好，大多数人都是按鞋的款式、颜色来选择自己喜欢的鞋子，讲究什么场合穿什么样式的鞋。很少有人想过穿什么样的运动鞋符合我们的身体结构，穿什么样的运动鞋能让我们的身体产生更少的疼痛和劳损。

有人可能会问了：运动鞋对运动真的很重要吗？是的，科学研究证明，72%的下肢疼痛都跟穿鞋不当有关。在由穿鞋不当导致的疼痛原因中，可以分为以下三类：

1.选择性能差的训练鞋（占疼痛比例的17%）

就拿一双鞋的减震性能来说吧，如果我们鞋后跟的弹性不足，就很容易造成脚后跟茧子较厚及后跟疼痛。

2.长时间穿同一双鞋（占疼痛比例的11%）

很多人就喜欢每天都穿同一双鞋，从来不换别的鞋，一直穿到破了才换。其实这样的做法也是不科学的。因为每一双鞋都有不同的受力结构，长时间穿同一双鞋容易造成下肢一部分关节磨损较快。比较科学的方法是：准备2~3双鞋子换着穿。

3.选择错误的鞋（占疼痛比例的44%）

这是一个很大的比例，应该引起我们重视。在一次健走活动中，有一名军队干部向夏其新教练请教："夏教练，我在军营里每天运动量非常大，一次走完30公里也没问题，可是在咱们这里一走，我的脚就特别疼，是什么原因呢？"

夏教练一看他的脚，发现他穿的是一双登山鞋。夏教练就对他说："您的鞋有问题。"这位军人不服气地说："不可能，我的鞋是新买的，是名牌，1400多块呢！"

夏教练说："虽然您的鞋是名牌，但它是登山鞋，不适合走路，用它走路会导致脚后跟的拉力非常大。登山鞋的鞋底太硬、缓冲太弱，很容易脚疼。"

因此，我们选择健走鞋时，不在乎它是名牌还是非名牌，不在乎它是国产的还是进口的，主要在乎它是不是合脚，它的结构适不适合走路。

买鞋时请注意以下3点：

1. 看鞋的外形

走路时鞋底的前面应该是弧形，也就是说鞋前部应略翘起。这样我们在走路时，会很舒适，跟腱的拉力才会减小，才能有效降低脚后跟的疼痛概率。另外，鞋的脚后跟部分最好有减震，可以减缓脚后跟着地时的冲击力。

2. 看鞋中部的稳定程度

首先，要看鞋的抗弯折程度。用两只手把鞋子前后折一折，看哪部分容易弯曲。一般来说，脚前掌易弯的鞋子比较好。有的鞋是脚掌

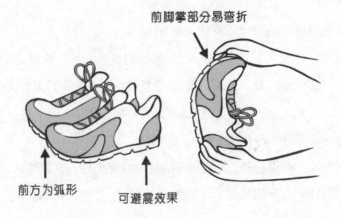

前脚掌部分易弯折

前方为弧形　　可避震效果

中间容易弯曲，这样走的时间长了就容易出现脚底板疼痛及脚变大等问题。

其次，要看鞋的扭转程度。我们用两手分别抓住鞋的前后部分，用力扭转。一般来说，容易扭转的鞋也容易破坏我们的足弓。因此，不容易扭转的鞋是比较好的。

3.看鞋子是否透气

如果鞋子不透气，走路时间长了容易出汗，导致脚部出现溃烂，尤其是糖尿病人更要注意这点，因为一旦溃烂就不容易好。

总而言之，在健走时穿上一双合适的鞋，你的户外活动就有了最初的保障，也使你的长途行走变得安全而轻松！

装备带对了吗?

健走是我们生活的一部分，健走装备也就成了我们方便实用、不可或缺的日常用品。如何选择健走的装备呢？我在下面列了一个表格，以供大家参考：

表 3　装备一览表

序号	装备名称	装备简介
1	健走鞋	选购的鞋应合脚但要稍微留点空间，要舒适、轻便、有弹性，并具备避震减震性能
2	健走服	衣服应穿具有吸汗功能的棉质内衣，外衣最好挑选方便活动和行走的宽松舒适的服装
3	健走帽	应选择人造材料、快干性好的帽子
4	计步器	让你第一时间掌握距离、热量、速度、时间等信息
5	心率表、血压计	让你第一时间掌握身体状况等信息

续表

序号	装备名称	装备简介
6	随身听	它可以让你的旅途不再枯燥
7	健走水壶	水在健走过程中一刻也不能少，水壶最好挂在腰间，以不影响走路为原则
8	太阳镜、防晒品	避免紫外线的照射
	如果您是长途健走，还需要带上以下装备	
9	帐篷和防潮垫	方便你野外露宿
10	健走杖	它可以让你更轻松地行走
11	腰包、背包	携带其他健走工具，选购以质量结实、方便实用为主
12	地图、指北针	这些东西可以让你知道自己所处的位置和方向
13	急救箱	处理一些轻微的伤病
14	备用食物	以轻便、易消化、长期存放的食品为主
15	火种	火柴和打火机是必需的
16	瑞士军刀	方便炊事、生火、急救甚至攀岩

穿着正确吗?

健走时，在什么季节、什么天气，穿什么样的衣服、什么样的鞋子，也是有讲究的。下面我把日常健走的穿着列成表格，以供大家参考：

表 4　穿着一览表

时间 / 场合	服装	鞋	理想时间	注意事项
春季	长袖 T 恤，长运动裤，棉袜	一般跑鞋	上午或下午	春季早晚气温温差比较大，要注意防风御寒，穿衣不宜太少

续表

时间 / 场合	服装	鞋	理想时间	注意事项
夏季	T恤，运动短裤，棉袜	一般跑鞋	早上9时前或晚上9时后	烈日下健走最好涂上防晒霜，并戴上防晒帽
秋季	长袖T恤，长运动裤，棉袜	一般跑鞋	晚上6至8点间	秋季早晚气温低，不可穿得太少；锻炼后切忌穿着汗湿的衣服在冷风中逗留
冬季	长袖T恤，长运动裤，棉袜或毛巾袜	一般跑鞋	日间较暖时	热身时应穿上运动外套以保暖。呼吸时只以鼻吸气，以免干冷空气使喉咙干燥不适
晚间	浅色或荧光服装，棉袜	一般跑鞋	晚上8点至10点	应在照明良好的地方健走，浅色或荧光色服装可让其他人或汽车司机看见；不宜在偏僻地方运动
雨天	防雨运动罩衣	抓地性强的跑鞋	日间视野较清晰时	小心路面湿滑，若雨势太大以致影响视线，应立即停止
马路	一般	鞋垫较厚的跑鞋	在市区，选择非繁忙时间，早晨为宜	遵守交通规则，选择车辆较少的马路行走
草地	一般	鞋身较柔软的跑鞋	日间可看清地面时	小心草地的凹陷处
山路	一般	鞋底条纹要深，鞋垫要厚	日间可看清地面时	在崎岖山路不宜走得太快，特别是在下斜坡时，要保持身体平衡

吃对了吗?

健走时吃什么，也很重要，因为我们在运动锻炼时和平时生活状态下消耗的能量不一样。因此，运动后体力的恢复不应该是顺其自然，而应该是主动积极地补充运动所消耗的能量和营养。

一般来说，运动锻炼时，维生素的消耗量会增大，钙的流失会加剧，在运动出汗过程中，也会排出很多钾和钠。因此，运动过程中合理补充饮食是非常重要的。

有几次，我发现很多会员健走之后不敢吃东西，尤其是一些女性朋友，问其原因，她们说这样可以更好地减肥，其实这是完全错误的做法。

对于健走锻炼的人群，夏其新教练给出了以下几点建议：

1. 适当补充一些含碳水化合物的食物

糖是肌肉中最首要的动力来源。因此，当我们健走时，补充碳水化合物就非常有必要了，我们可以每天吃一道富含淀粉的主菜（通心粉、米饭、土豆等），每餐要有面包干、面包，或者其他谷类食品，每天吃两三个水果。在运动时间延长时需要再补充甜食和甜饮料。

2. 合理补充蛋白质

蛋白质是制造细胞、肌肉的重要材料，能增强高级神经系统的活动能力，提高健走者的反应性、敏捷性。

运动时我们可以适当多吃一些蛋类、乳类、鱼类、鸡肉、鸭肉、鱼肉、牛肉、豆类等富含蛋白质的食物。与主食的比例是 7：1，即 7 份主食、1 份肉。

3. 多吃一些富含维生素的食物

维生素 C 有助于提高机体的工作能力，增强我们的耐力，可以多吃一些新鲜的蔬菜、水果等。

维生素 B1 有利于肌肉的活动，减轻健走者的疲劳感，可以适当多吃一些谷类、豆类、蘑菇及动物性食物。

维生素 E 可增强我们身体运动功能和神经系统的耐力。一般来说，自然界的植物和植物油中，如芝麻、花生、芝麻油、花生油中含有维生素 E，蛋类及蔬菜中也含有少量的维生素 E。

4. 补充适量的微量元素

近年来有关研究发现，缺镁会影响运动功能的发挥，使运动的人发生意外，如腿部抽筋、突然昏厥、心跳骤停等。所以，平时健走量比较大的人可以适当地多吃一些富含镁的食物，如黄豆、豌豆、玉米、小麦、荞面、荠菜、紫菜、豆腐皮、核桃、芝麻酱等。

同样，大运动量的人对铁的需要也会相对增多，供给不足而又消耗过多时，就会发生缺铁性贫血。因此，平时应多吃富含铁的食物，如瘦肉、蛋、海带、豆制品、芝麻酱、木耳等。

5. 注意均衡营养

对于运动与健康来说，营养讲究的是均衡，哪一类的营养物质都不能少，不然就会造成相应的损伤与身体机能的下降。

喝对了吗？

脱水会导致人体血流量下降、皮肤血管收缩，使得机体的散热能力下降。此外，器官和组织之间还会因为缺少了水的润滑，很容易造成磨损。

健走前喝水也是个学问，不是想喝就能喝的。我发现在万步走的会员中，有很多人在已经感觉到口渴时才去补水，并且是一次性喝很多。虽然当时很痛快，但是事后就会觉得身体不舒服，主要是胃部难受。

其实这种做法是错误的。当我们感到口渴的时候，说明身体已经处于脱水状态了。你可以观察一下自己的尿液，是不是很黄，像枯草一样的颜色，这说明我们身体的体细胞已处于脱水状态，此种状态下我们就会觉得头疼头晕、精神兴奋、急躁等。

因此，健走前水分的补充是很重要的。如何补充呢？我们可以在健走前半小时左右就补充250毫升水或是运动饮料；在行走15~20分钟的时候再补充40~50毫升的水，以保证机体正常代谢。若是长途健走，我们可以带一个能挂在腰间的小水壶，这样就不会影响我们肩膀的平衡，可以自在均匀地挥动双肩。

在健走过程中，补充水分也是有原则的，要做到少量多次的原则。运动专家赵之心告诉我们，喝水要一口一口地喝，不要暴饮，喝下一口水的时间，最好与心脏跳动一下的时间接近，这样才能使心脏规律地、平稳地吸收进入体内的水分。

在健走结束后，也同样不能着急进行大量的补水，以免造成人体器官功能负荷过重，最好过几分钟，等心脏跳动稍微平稳后，再小口小口地喝一些温开水。

另外，健走前最好不要喝含有咖啡因的饮料，因为它会阻碍水分流动，让你容易口渴。补充水分时也不要喝冰镇饮料，尤其是炎热的夏季，冰镇的饮料会对正在散热的身体造成内伤。如果是长途健走，喝运动饮料比喝清水更有效。

步态检测、训练和护具

生活中几乎 80% 的人走路姿势都或多或少存在一些问题。这些人当中大部分都能在专业教练的定性指导下，通过采用合适的矫正方法，走路姿势得到合理的解决。但是，也有一些人靠自我矫正非常困难，因为不正确的走路姿势是由他们自身的生理结构造成的。比如说脚的结构，身体中主要和走路相关的肌肉力量不均衡，两条腿的长度不同等等，对于这些异形步态就需要进行专业的步态测量分析。

步态检测

对于什么是步态分析，有哪些现实意义，在这里我们就不深究了，只要知道它是一种运动生物力学的研究方法即可。现在的步态分析已经是一些医师手中常用的检查和评估工具。其中，足底压力检测是步态检测中重要的信息获取手段。

根据足底压力测定的发展过程及使用技术，我们可将其分为脚印法、直接形象化技术、测力板、压力鞋及鞋垫等。

1. 脚印法

这种方法就是让脚在煅石膏、泥、橡胶、纸等易变形物质上留下足印或痕迹，足底各部位的压力大小根据足印的形态及深浅作大致判断。脚印法简单易行，但只能记录足底的压力峰值，测不出瞬时压力，只能定性测量，无法定量测量，适用于对准确度要求不高的场合。

2. 直接形象化技术

这种方法是在一块玻璃的两端安置光源，玻璃上放置橡胶等弹性垫，当脚踩在弹性垫上后，由于光在玻璃内全反射，受压的弹性垫在玻璃下可产生清晰的足印影像，影像的光强度正比于压力。直接形象化技术虽然可辨认高压力点，但灰度的均匀变化很难用肉眼分辨，足底受力的大小只能根据图像的变化作大致的判断，也是一种定性测量技术，无法得出准确的测试结果。

3. 测力板、压力鞋和压力鞋垫

这些都是在换能器、传感器的基础上发展起来的测试系统。换能器是压力测量的敏感元件，其作用原理是将压力经一定的转换后，变成可供人们使用的直观信息。传感器则单指将压力变成电能的这类装置，根据其原理分为电阻式传感器、压电式传感器、光电式传感器和电容式传感器。

一般来说，对早期相关疾病患者足底压力水平进行客观评价具有较大的临床意义。不仅如此，这些测量对于经常进行运动锻炼人群的步态纠正及防损伤也有积极的实践意义。

目前，万步网健走科学研究中心已经配备了完整的健走测试道，受试者只要光脚从跑道上走过，两只脚的各个部分对地的压力就能够准确地被检测出来。根据这些压力数据，计算机系统可以建立复杂的数学模型进行计算和对比，精确发现每个人存在的个性化问题，并根据这些问题进行有针对性的矫正训练。

步态训练

步态训练一般要对着镜子进行，治疗师从旁指出测试者需要纠正的地方，并指导纠正，经反复练习以求熟练掌握与巩固。

1. 异常步态如何矫治

- 短腿步态：对于短腿步态的患者，我们可以采用矫形术或矫形鞋来平衡两条腿的长度。

- 关节挛缩或强直步态：关节挛缩畸形时，我们可通过关节活动度锻炼或矫形手术改善关节活动度，以消除畸形；肌肉痉挛时用放松练习、肌电反馈练习等治疗，以缓解消除痉挛。

- 疼痛步态：可以通过各种措施，比如理疗按摩、药物等治疗，来消除疼痛。

- 肌无力步态：通过肌肉针对性锻炼，如果锻炼难以达到效果，可考虑肌肉重建手术或支架进行功能替代。

2. 长期卧床患者的行走原则

首先，要求患者具备最基本的功能活动能力，如能独自坐、独自坐站转移、站立的平衡能力等。

然后，要评定患者需不需要带支具行走，需不需要在帮助下行走，并根据患者现有的功能情况选择适当的步态等。

步态训练应设定可以达到的近期目标，不能过于急功近利。进行训练时应适当集中注意力，但也不要太紧张，特别在肌痉挛时。练习一般每天可进行 1~2 次，每次 1~2 小时，包括间歇休息，不要太累。

运动护具

异常步态通过使用矫正鞋、鞋垫等运动护具完全矫正，以预防和改善足踝部损伤。

1. 矫形鞋

矫形鞋是以矫正足部变形、分散足部压力和减轻疼痛症状等为目的而制作的矫治足部疾患的特殊鞋，也叫鞋形矫形器。

它的主要作用是改善患者站立、步行时足部的受力状态或免荷，消除疼痛，防止脚部畸形，矫正足部的功能性变形，为永久性畸形患者提供支撑，以达到平衡。

矫形鞋一般适用于内翻足、外翻足、马蹄足、足下垂、扁平足、踝关节炎、拇外翻、足部骨折、足部缺损、足底筋膜炎等患者。

2. 矫形鞋垫

矫形鞋垫可以改变底面，以适应穿着者的个人足部形状。它是根据足部生物力学设计，以 EVA 材质制成，环保且不易变形。矫形鞋垫以正常人的常模制造（即依据正常的人体力学结构制造），为足部提供舒适且支撑力够的支撑。

矫形鞋垫一般适用于拇外翻、足部病变、足部病痛、跟腱炎、内侧膝关节痛、内翻扭伤、儿童脚跟疼痛、足部溃疡及畸形、背部疼痛和双下肢不等长、扁平足、内外翻足、糖尿病足等患者。

矫形鞋垫的定制步骤如下：

● 诊断评估：医生了解患者存在的问题，提出治疗方案。

- 足底压力测试：通过客观图像对患者的脚底问题进一步验证诊断。

- 取型：这个阶段的模型叫"阴型"，目的是把患者的足底形状转移到模型上面。

- 灌型：灌型出来以后是实体的"阳型"。

- 修型：在阳型上面根据患者情况及生物力学要求进行填补石膏。

- 成型：根据实际情况选择不同软硬的材料，再根据石膏模型制作鞋垫。

- 打磨：把成型后的鞋垫进行加工，做出鞋垫的形状。

- 试样：患者穿戴试用，反馈信息。

- 交付使用：根据患者反馈的信息及观察判断，修改后交付使用，并说明注意事项。

Walking
for a Better
Life

第四章

坚持走下去的 N 多个理由

后期需要融入一个团队，相互分享成果和快乐

推广万步健走已经有一段时间了。很多朋友都养成了每天走一万步的生活习惯，但是也有一些朋友再次见面的时候，有些惭愧地对我说："很抱歉，没有坚持下来，因为……"每逢这个时候，我都想到一句话：没有坚持下来的人都有着各自充足的理由，坚持下来的人都是相同的。

偶尔有几天做到每天一万步是不难的，难就难在像胡大一教授那样，能够做到十多年如一日的坚持。要想做到长时间坚持做一件事情，只要做好四个字就够了，这四个字是"知、信、行、乐"。

在这四个字中，"知"是最容易的。随着健走运动的日渐流行，对于走路的好处知道的人越来越多了。即使不知道，通过一次聊天，一次讲座也就知道了。

知道了之后，信不信呢？这就是一个未知数了。在很多场推广健走的讲座中，通过目光和观众的接触，我能够明显感觉到，很多朋友当场就相信了，并且能够形成很好的互动。当然，也有些朋友目光飘忽，可能是半信半疑。信的程度越高，转化为"行"的时候，动力越大，也越容易坚持下来。

相信之后有没有行动呢？这取决于当事人的行动力，是性格因素。一些朋友会马上行动起来，有一些朋友一直在计划，但没有付诸行动。有道是秀才造反，三年不成。还有句话说"心动不如行动"。

在采取行动的朋友中，一部分人坚持下来了，并养成了生活习惯。还有一些人确实采取了行动，并且坚持了一段时间，但是后来又放弃了。为什么放弃呢？他们觉得"走路"是一件受苦受累的事情，把每天的走路看成一件苦差事，不得不做。这些朋友一直没有找到走路的乐趣。

在"知、信、行、乐"四个字中，最重要的是哪个字呢？是"乐"。乐趣是我们坚持下去的关键。想一想我们有一些爱好，从学生时代一直延续到现在还在做，坚持了十几年，为什么呢？因为我们从中感受到了乐趣。在找到乐趣之前，是坚持，是"受苦"，找到乐趣之后，是享受。同样，有些坏习惯，明明知道对身体不好，很多人还在常年坚持，比如吸烟。

坚持健走的乐趣在哪里呢？我和大家分享一下我找到的几个乐趣。

带来一种全新的生活方式

两百年来，人们对地球无尽地开发和索取，既改变了自己的生存状况，也改变了自然环境，更改变了自己的生活方式。大部分人的生活越来越远离自然，整天出入于钢筋水泥的城市森林中，仰头只能看到灰蒙蒙的一小方天空。出入都是乘坐现代化的交通工具，哪怕是理发，去离家不远的超市购物，也要开车去。偶有闲暇时间，要么坐在客厅的沙发上看电视，要么上网，要么和朋友打麻将。我们离自然越来越远了，我们的双腿也用得越来越少了。

在欧洲工作生活的几年里，我看到那里的很多人，每逢公休日都带着家人到草地上做休闲运动，一跑就是一天。我们的一些朋友，却坐着搓麻将，一搓就是一天。选择每天一万步，就是选择了一种健康的生活方式。

在健走活动之余，我经常和很多朋友交流每天一万步的心得。有些朋友在了解到每天一万步的好处后，都想在短时间走出每天一万步的最好效果。其实，做任何事都需要一个过程，同样，每天一万步也需要有一个循序渐进的过程，只要在这个过程中坚持下来了，你就会成为众人心中的"健康明星"。

一位会员对此深有体会："自从 2012 年 11 月 15 日拿到计步器，我每天坚持 15000 步以上，目的是健身和减肥。一开始每天只能走一万多步，到后来每天走两万步以上，甚至三万多步。现在我感觉越走越轻松，越走越健康。人也比以前显得精神多了，同事们都说我瘦了，我自己也觉得真是瘦了。原来有些超重，现在已经进入到标准体重范围了，而且都减在腰和肚子上，感觉很不错。现在周围的同事们也纷纷效仿我，开始参加万步走。"

健走不仅让我们的身体健康、身材紧实、心态变得更好，还是一种时尚的运动方式，一种充满乐趣的徒步方式。双脚就是交通工具，丈量着你所喜欢的旅程。因为走路，你会发现一些以前被你忽略的地方，家门口的小吃店、富有特色的小商店、小有名气的学校等等。这些地方距离你如此之近，平时开车经过无数次，都被你熟视无睹了。因为走路，你有时间放松心情，从容地欣赏它们。

刘先生是一家国企的工会主席，因为组织单位员工参加健走活动，他也喜欢上了健走。除了平时上下班步行以外，每逢节假日，刘先生都和爱人一起，背着背包到户外徒步一天。一年中我和刘先生见几次面，发现他每次都是满面红光，笑容中流露出一种自信。这种自信是对身体的自信，是一种良好身体状态的外在反映。我在很多健走达人中感觉到了这种自信。谈到健走，刘先生深有感触地说："健走给我带来一种全新的生活方式，让我们的生活接近自然，接近健康，接近快乐。"

成就一种良好的做事习惯

在万步网的几十万会员中，有三种人是坚持得最好的。哪三种人呢？我在很多场合问过这个问题，很多人都说，是老人，因为他们时间足够；是病人，因为他们动力足够。其实，这三种人是从另外一个角度看的。第一种是省部级的公务员，第二种是成功的企业家，第三种是院士。讲到这里，很多朋友都说，这些可都是从政、经商、治学的人，是三个领域中顶级的人，难道他们的成功是因为走路吗？其实，我上面提到的这三种人不是因为走路而成功的，甚至他们中的很多人之前并没有健走的生活习惯。从接触中，我发现他们都有两个特点。第一个特点是他们极有主见，很难接受一个强加给他们的观点。有时候说服一位部长需要花一年的时间。第二个特点是，一旦他们认同了这个观点，就会坚持做下去，绝少放弃。很多人接受了每天一万步的观点后，当天就开始行动并且长期坚持。在一次和胡大一教授的沟通中，胡教授也谈到这个观点，健走可以锻炼一个人的意志。

我所在的公司在全国各地有很多办事处，我经常出差，每到一个地方都习惯和当地办事处的同事一起吃饭喝酒聊天。

有一次，我到一个地方出差，看到一个新面孔，是一位刚刚入职的小伙子。我问这个小伙子有什么目标，他告诉我希望成为办事处主任。我们每个主任都负责一个省的市场，责任重大，待遇也比较高。

我继续问他目前有什么问题。他这样说："我这个人，只有在领导的严格监督下，才会认真工作。"我对这个小伙子说："你这辈子会非常不幸。"

这个小伙子不解，就问我为什么。我说："你的理想是做一匹千里马，但你的性格是一头猪。因为你是希望成为千里马的猪，所以这辈子注定了不会是一头幸福的猪，而是一头纠结的猪。你永远生活在有目标但达不到目标的悔恨之中。"

这个小伙子听了我的话，一下子就愣住了，足足愣了 20 多分钟，然后他说："不错，您说的就是我现在的生活状态，能不能帮助我改变这样的命运？"

性格决定命运，如果性格不改，命运就不会发生变化。改变性格非常难，但也不是不可以改变的。我对这个小伙子说："从今天开始，你坚持每天一万步。如果能坚持一年，那你就会建立一个好的习惯，从而养成一个好的性格。有了这种性格，成功就是一种必然。"

没想到这个小伙子真的坚持了一年。在一年中，只有一天没有走到一万步，因为那天和客户喝酒喝多了。在我看来，这个小伙子真的有可能会成为公司有史以来最年轻的办事处负责人。

健走 3 个月，血糖恢复正常值

有一位名叫尹宁的朋友，2013 年 12 月很偶然地发现自己得了 Ⅱ 型糖尿病，空腹血糖指标 7.7，餐后血糖指标 13，糖化血红蛋白 7。想到生着重病的母亲，年事已高的父亲，家庭、儿子，肩上的责任，心里好似打翻了五味瓶，不是滋味。

这时，恰逢工会开展健走活动，正好跟几家定点医院医生开出的治疗方案不谋而合，"迈开腿，管住嘴"。于是尹宁开始积极配合治疗，除了吃药外，痛下决心，告别喜欢的巧克力、鸡仔饼等高糖食品，告别不健康的作息习惯，最重要的是每天坚持健步行走 14000 步左右。

坚持是一个很辛苦的过程，常常想找些这样那样的理由放松自己，但是渴望健康、战胜疾病的信念不允许她滋生懒散的毛病。于是，不管是刮风还是下雨，不论是等飞机还是等火车的空隙，她都抓住一切可以利用的时间积极地健走。终于两个月过去了，当她怀着忐忑的心情到医院检查时，结果令人振奋，血糖指标趋于正常。功夫不负有心人啊，令人雀跃的检查结果让她信心倍增，继续坚持健走，一个月后又到医院复查，血糖指标完全正常了。

健走半年，减重 20 公斤

从古至今，人们经常用"燕瘦环肥"来形容女人的体态。当然，在不同的时代有不同的审美观念，如今的社会减肥口号依旧是涛声不断，减肥还是人们尤其是女人口中的常用词。在追求生活质量的今天，减肥已不只是女人的专利，男人也正分享这项专利。

可是，如今的减肥方法是五花八门，比如针灸减肥、药物减肥、手术减肥、吸脂减肥、节食减肥等。这些方法的效果对有些人明显对有些人不明显。有的人为了达到自己的目标，甚至采用一些极端的减肥方法，之后又开始强烈反弹，这不仅严重影响自信心，对身体的伤害也非常大。

其实，减肥不是一件很困难的事情，最让人头疼的是怎么不反弹。有什么好方法能健康减肥而又不反弹呢？中国国际健走节组委会执行秘书长、北京亚健康防治协会运动健康委员会秘书长、健走教练张弛指出，大多数人的肥胖是营养过剩引起脂肪堆积的结果，增加运动可有效去除体内多余脂肪并防止其再生。

在各种运动中，有一项运动可以让减肥塑身变得轻松有效，那就是——健走。

　　黄蕴英女士是中国农业大学的教师，通过一年的健走，身体状况有了明显改善。下面是对黄女士的采访笔录：

　　我今年50多岁，在农业大学从事教务工作。我从2012年11月开始健走，当时是因为单位发了计步器，考虑到自己体重超标，我从一开始就积极地参与健走活动。

　　从参与开始，我每天都坚持万步。而且，我平时喜欢吃甜食，比如巧克力，经常管不住嘴。但从我的健走经历来看，只要迈开腿，减肥是不用管嘴的。健走之前我的体重有71.5公斤，半年后已经减到60公斤，刚开始的3个月就减了5公斤。现在，同事见到我说得最多的话就是"你又瘦了"、"你变年轻了"，还有人问我是不是在吃减肥药。我每次都开心地告诉大家我从来不吃减肥药。

　　以前吃完晚饭我就坐在沙发上看电视，看困了就睡了。现在每天晚饭一小时后就出去走走，每周去4次奥林匹克森林公园，健走已经成为我生活的一部分了。工作中需要传送文件时，以前都是派人取送，现在改成了自己去取送，看着计步器上的数字一点一点地增加，心里别提有多高兴了。自从健走以后我的性格也变得开朗了，结识了很多走友，加上定期带队，和别人交流多了，自己也更快乐了。

　　现在，学校的几位美女教授都被我带动着开始健走了。女人都爱美，都有一个瘦身、美丽的梦，特别是腰腹有赘肉的女士们，都在尝试各种减肥、塑身的方法。我的一位同事生完孩子后，体重总也降不下去。看到我通过健走运动成功地瘦了下来，她从今年4月和我一起走，6 个月后体重减了 5 公斤，"小蛮腰"又回来了。

　　现在好多人都是坐着办公，一天下来基本上很少走动，有时工间操也顾不上做，长期下来腰部和腿部都堆积了很多脂肪。对于仅仅为了减肥，没有疾病困扰的我们来说，参与健走就是单纯地为了美丽，但后来发现收获远不止这些。参与健走后，我的精力变得非常旺盛，工作也很有干劲儿。以前中午经常犯困，有时候晚上躺半个小时都睡不着，现在这些情况都不见了，甚至以前一直困扰我的过敏性咽炎也没有再犯过。

　　我身边有很多这样的例子，四五十岁的人就得心梗、脑梗，心脑血管疾病的患者越来越年轻化了。看到周围的人，我开始警觉了，不由自主地增强了健康意识。

　　从开始到现在，我从没感觉到累，特别是看到好多 60 多岁的走友，体力和精神都那么好，看背影就像年轻人一样，身材特别好，自己也更加有动力继续走下去。刚开始是计步器督促着我走，到后来形成习惯后就不再为任务而走了，但还是会带着计步器，想看看自己到底走了多少。

　　一般对于参与健走时间不长的人，我会指导他们健走的姿势和动作要领，而且健走之前要做一些准备活动，健走中要做拉伸动作，健走结束后还要做放松整理的动作。科学地走、坚持下来才能达到预期效果。当然我不建议单纯为了走而走太多，要考虑自己的承受能力。

　　为什么健走可以有效地减肥呢？这是因为，健走能促进血液循环，增加身体基础代谢的水平，消耗更多的能量，对肌肉的锻炼还能防止脂肪的堆积，巩固减肥的效果。

一般来说，每天轻松走 10000 步，能消耗平常普通走 10 倍以上的脂肪。特别强调，健走瘦身必须每天坚持才有效。健走减肥的秘诀在于每天至少走 10000 步以上。健走进行约 20 分钟后，身体才会开始燃烧脂肪。

健走时，最好有力摆臂，加大步幅，加快速度，保持 100~120 步 / 分钟的速度，这样可以使用红色肌肉较多的背部和腿部肌肉，因为那些存在于红色肌肉的毛细血管中的大量氧气可以有效燃烧脂肪。

健走时保持什么样的心率才好呢？运动医学认为，一个人在运动的时候达到的最佳心率等于（220- 年龄）×（65%-85%）。比如说，一个 30 岁的人脉搏应控制在 143~150 次 / 分钟才是最好的，还可以依据不同人的体重或健康状况再略微调整，以达到自己的需求量为宜。

当然，想要通过健走减肥，需要长期坚持才有效，幻想在一周或一个月之内彻底消耗掉人体多余的脂肪并不现实，所谓"立竿见影"极为罕见。如果在一段时间的锻炼后体重减轻仍不明显，那就必须树立信心，长期坚持下去。

还有，您想要减肥，还要对饮食有所控制。如果偏爱某种食物且食用量大，就要注意减少每次的分量。不是每周 4 次，每次 200 克肉的食用量，而是每次 100 克，这样就可以少摄取 1200 千卡的热量，可在大约 7 个月的时间内明显减轻体重。

健走一年，"三高"魔术般消失了

胡伟，中国移动通信公司东莞分公司总经理，参与健走运动 19 个月，在短短的半年之内，胡伟先生的体重从 89 公斤下降到 69 公斤，整整下降了 20 公斤。下面是对胡伟先生的采访笔录：

大约一年前的一次偶遇，我认识了玉璋博士，接触到了健步走。

一年后，用"脱胎换骨"来形容今天的我应该不算夸张。且不说减掉的 20 公斤体重让我"身轻如燕"，就说最近的这次体检表现，除了略微偏高的血黏度以外的"全优成绩"，就足以让我兴奋不已，尤其是常年的高三脂、高胆固醇、中度的脂肪肝，居然都在不到一年的时间里魔术般消失了。这种在一年前连想都不敢想的好事，竟然随着身上计步器数字的不断叠加发生在了我自己的身上。一项人类最基本、最熟悉的行为——行走，不但创造了人类，而且千百年来一直呵护着人类的健康。相反，我们却在现代文明的自我膨胀中忽视了它的价值，甚至极尽所能地用我们的智慧产品去替代它的存在。与其说现代交通方便了人们的出行，缩短了彼此间的距离，不如说加速了人类的灭亡。

近一年来，我累计走了 5000 多公里，650 万步，除了 4 天因"不可抗力"没有完成 10000 步行走计划以外，其余时间都还算"尽职尽责"。这期间，心无旁骛的坚持是实现自我重塑的关键要素。还是讲讲这一年来的体会。

1. 开头难，坚持更难

2012 年 4 月 1 日，我和全公司 60 多个中层经理开始"重走长征路"。我们要感谢万步网通过互联网社区的概念把一项原本枯燥无味的步行运动变得妙趣横生。应该说，团队精神是我们每个人最初得以坚持完成当天步行任务的最主要动力。尽管如此，我还是在开始的第一个月里遇到了所有人初次参与这项运动都可能遇到的两个拦路虎：意志的挑战和体能的挑战。

意志源于主观意识。能否具有顽强的意志，关键在于你怎样认识自己的健康状态以及对未来生活的期望。

意志问题搞清楚了以后，就要想方设法地克服各种困难迎接挑战了。在南方，首先要挑战的是气候，潮湿闷热时刻伴随着你，还有台风等极端天气下如何坚持每天的健走。我是尽量在台风过后去户外享受那种难得的清新与安宁，偶尔也会在健身房跑步机上完成每天的任务。只要你有决心改善自己的健康，总会想到克服眼前困难的方法。在健康面前，不要替自己找任何放弃的借口。

很多时候还是要想一些办法去缓解行走中的单调与枯燥。避免单调可以经常变换健走的环境与路线；克服枯燥的方法很多，我和大多数人一样，把这项任务交给了自己的耳朵。下载一些听书软件和感兴趣却始终没时间完整阅读的书，把脚下的路变成惬意的私人图书馆，收获很大。

2. 有付出，就有收获

我和我的同事们经过近一年的坚持，最大的收获可以概括为两项：自信和健康。

我们曾经在三伏天的 37 度烈日下一口气走完了 30 公里，也曾经在三九天零下 33 度行走在松花江岸边，更曾经创造过两个半小时 18 公里的团队纪录。一次次的挑战，收获的是越来越强的自信，而这样的自信所带来的变化，不仅仅是生活质量，还有工作质量。

健康状况的普遍改善更是有目共睹。健走活动开展 6 个多月后，公司组织了一次体检，几乎所有人的指标都有了明显的改善。而由于每天的足量运动加上科学饮食，近一年来我的睡眠质量是所有人中最好的。每天晚上 11 点前轻松入睡，早上 5∶30 起床，全天精神饱满。

3. 小提示，助你成功

我现在每天的健走距离平均在 12 公里左右，因此，走路姿势必须正确，以避免运动损伤。"挺胸、平视、大步、快走"是健走的基本要求。而准备专门的速干服装和健走鞋也是不容马虎的。在最初的行走期间，适时地休息与拉伸可以有效缓解肌肉的酸痛，尽量选择坡度不大的场地健走，尽量减少在城市主要道路边行走。

甚至可以治疗郁闷和沮丧

对于"压力山大"的现代人来说，拥有阳光一般灿烂的心态，才会拥有健康的个人生活，才会拥有健康的人生。可是，时时拥有阳光心态并不是件容易的事。

现代人每天紧张地上班和工作，无休止的竞争，同事间、上下级间的关系越来越紧张；回到家里又各种烦心事不断……这些内外交织的压力很容易让人的心情陷于低谷，甚至还有些人会莫名地感到郁闷，似乎没有什么原因，可是整个人就是高兴不起来。

如何解决这些问题呢？美国威斯康星大学某教授曾经这样说过："走路对于许多消沉者似乎是合理的药方。"他建议那些心情总是郁闷和沮丧的人采取走路治疗法，并且取得了不错的效果。因此，他认为这种治疗方式不但没有什么副作用，还经济实用，非常值得推广。

为什么健走还会带给我们好心情呢？因为我们在运动时身体会分泌出一种叫作内啡肽的物质，它还有一个名字，叫快乐素。它能够调节我们的交感神经，使我们的心情处在愉悦的状态。但是，快乐素在身体的存留时间不超过 48 个小时，也就是说我们需要隔天运动一次。

另外，健走过程中还可以使人的注意力转移。在健走时我们更关注身体的感受和变化，周围的环境也会引起我们的兴趣，这个时候原本让我们心情不好的事情就会逐渐淡化和忽略，转移和减轻了原来精神上的压力和郁闷情绪。这也是健走能够给我们带来好心态的一个重要原因。

我有一个朋友，是从事纪检工作的，由于工作性质的关系，工作上的事情是不能和家人朋友说的。这位朋友调节自己情绪的方法就是走路。我自己也有这种感受，在非常烦躁的时候，非常郁闷、不开心的时候，坐在那里可能会越想越烦，不如出去走路。出去走一个小时，一个小时之后你会发现事情变得简单了。以前非常纠结、非常在乎的事情变得不那么重要了，整个人又重新回到愉悦的状态。

可以说，健走不仅会走出好心态，还会为您带来和谐的人际关系。

我有一位朋友，是一家大型公司的主管。由于平时工作压力大，她在去年开始变得神经衰弱。每天晚上都失眠，整天感觉头昏脑涨，情绪低落，看什么都不顺眼，经常发脾气，和家人、同事间的关系也变得越来越紧张。

到了医院又检查不出什么毛病，后来在我的建议下，她开始参加了万步走。随着她的坚持，她发现自己整个人开始出现了显著的变化。她的身体不仅越来越好，心情也有了很大的改善，和周围人的关系也越来越和谐。

健走就是这样，你一个人走得高兴了，会带动周围的人，你的好心情会影响周围的人，你让这一切变得更和谐。这就是健走的魅力！

Walking
for a Better
Life

附录
国际国内徒步组织简介

国际徒步联盟

国际徒步联盟（International Matching Leage Walking Association，简称 IML）是一个非政治性、非盈利性的国际组织，是徒步领域最权威的国际机构，功能类似于国际足联、国际摔跤联合会等单项运动国际组织。

国际徒步活动起源于欧洲，历史悠久，最早的徒步盛事可追溯到 1909 年的荷兰 Nijmegen 游行。1986 年，相关徒步活动组织在荷兰的 Paapendal 召开会议，参加这次会议的国家有奥地利、比利时、丹麦、爱尔兰、日本、卢森堡、荷兰和瑞士等国。各国在该次会议上达成一致，决定建立国际徒步联盟。2006 年，美国温哥华徒步大会上，国际徒步联盟定名为 IML 徒步协会。至今，国际徒步联盟已经是徒步领域最权威的国际机构。

国际徒步联盟目前有包括荷兰、比利时、美国、加拿大、英国、挪威、澳大利亚等在内的 26 个成员国。国际徒步联盟吸收成员国的城市作为会员城市，我国的北京、大连和台北已经是正式会员城市了。

国际徒步联盟每年由会员城市举办国际徒步大会，一年大约有 20 多场全球的徒步大会。一个会员城市举办徒步大会时，其他各个国家都会派出由徒步爱好者组成的代表团参加。

由于国际徒步联盟的影响力，每个城市的国际徒步大会都成为当地的一大盛事、一个嘉年华。

国际徒步联盟的官方口号："Nos lungat Ambulare"，意为"愿徒步拉近你我"。

北京市徒步运动协会

2012 年 12 月 30 日，由北京市体育局、市社团办、团市委大力支持，北京青少年社团发展促进中心、北京市体育总会共同发起的"北京市徒步运动协会"在北京市体育局正式成立。北京市徒步运动协会是我国成立的第一家省一级的徒步组织。北京市委常委组织部长赵家祺任协会名誉会长、北京市委组织部原常务副部长史绍洁任协会会长，共青团北京市委员会社会工作部部长龚波任秘书长，我也有幸被选为徒步协会的常务理事。

2013 年 5 月 8 日，在法国尚托奈举行的国际徒步联盟（International Matching League）大会上，国际徒步联盟成员国代表表决通过了北京作为国际徒步城市的申请，北京申办国际徒步城市获得成功！

国际徒步联盟对申办国际徒步城市有非常严格的规定，整个申请过程需要经过4年，申请城市需要连续举办3次国际徒步活动，3次活动从组织、流程到参加人数和活动质量都要达到国际徒步联盟的要求。每次活动，国际徒步联盟都要派出观察员进行考察，并给出考察和改进意见。

北京正式成为国际徒步城市后，北京市门头沟山地徒步大会就成为国际徒步联盟认可的正式国际徒步活动。徒步爱好者通过参加每一场国际徒步联盟正式的徒步活动，都可以累积场次和积分，进阶更高一级的荣誉。以后每年门头沟的活动，都会有来自全世界各地的徒步爱好者参加，每年一度的徒步活动，将会成为徒步爱好者的节日。

随着北京申办国际徒步城市成功，徒步健走活动将会在中国得到更大程度的普及，成为全民健身的主要方式之一，助力国人走向健康。希望以此为桥梁，让北京成为国际徒步爱好者向往的城市，让世界了解中国；让中国的徒步爱好者走出国门，参加全世界各地的徒步活动，领略深厚的徒步文化。

大连国际徒步大会

大连国际徒步大会由大连市人民政府主办，大连市徒步协会承办。大会以"和平、健康、交流"为宗旨，举办的时间为每年5月的第三个周末（除第一、四届外），至今大连已举办了十三届国际徒步大会。

2006年4月27日，在美国华盛顿州温哥华市召开的国际徒步联盟大会上，大连被吸纳为"国际徒步联盟"的正式会员，正式成为"国际徒步城市"。

万步健走俱乐部

万步健走俱乐部是一群像作者一样热爱健走的人发起成立的公益性组织。这些人曾经被亚健康折磨多年，后来通过坚持每天万步健走，成功地走出了亚健康。俱乐部以"万步健走"为核心，以"日行万步，健康常驻"的理念，以"让一亿中国人享受日行万步的健康生活"为宗旨。

为了推广每天一万步的生活方式，俱乐部定期举办线下的健走活动和线上的健走比赛。在北京，在奥林匹克森林公园、元大都遗址公园，由俱乐部领队带领会员进行万步健走活动。俱乐部定期举办健走比赛。

万步健走俱乐部网址：www.wanbu.com.cn